Demenz

VERSTEHEN UND ACHTSAM BEGLEITEN

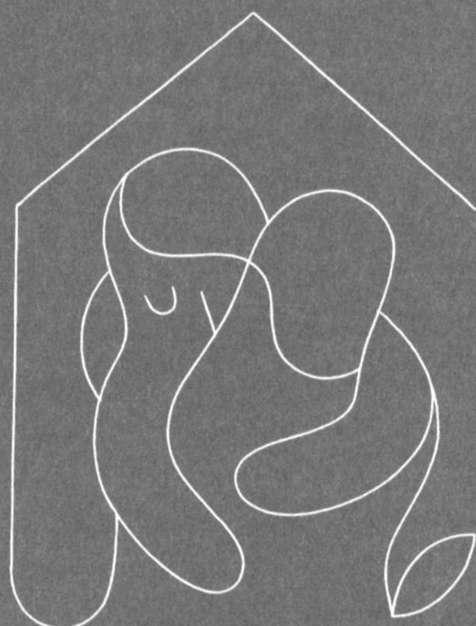

INHALT

Vorwort

DER DEUTSCHEN ALZHEIMER GESELLSCHAFT E.V. SELBSTHILFE DEMENZ

Bei Ihrem Vater oder Ihrer Mutter, bei Ihrer Schwester oder Ihrem Ehemann ist eine Demenzerkrankung festgestellt worden. Eine Diagnose, die die Betroffenen selbst, aber auch Sie als Angehörige oder Angehöriger zunächst einmal sehr verunsichert und belastet.

In Deutschland leben heute etwa 1,8 Millionen Menschen mit Demenz. Ungefähr 60 Prozent von ihnen haben eine Demenz vom Typ Alzheimer. Zwei Drittel aller Betroffenen werden zu Hause von ihren Angehörigen betreut und gepflegt. Eine Aufgabe, die sich in der Regel über viele Jahre erstreckt und ab einem bestimmten Zeitpunkt Präsenz rund um die Uhr erfordert.

Der Umgang mit den Betroffenen ist oft nicht einfach. Durch das nachlassende Gedächtnis und die zunehmende Orientierungslosigkeit, die ängstlich und unsicher macht, zeigen Demenzerkrankte ungewohnte Verhaltensweisen, ja häufig auch eine veränderte Persönlichkeit. Eine Herausforderung, die an den Kräften zehren kann und ein Wechselbad der Gefühle auslöst. Wie können Sie sich auf Ihre neue Rolle einstellen und angemessen reagieren? Wie können Sie es vermeiden, über Ihre Belastungsgrenze zu gehen?

Wer gut über das Krankheitsbild informiert ist, Symptome kennt, Verhaltensweisen einschätzen kann und weiß, wo Hilfe und Beratung zu finden sind, kann besser mit der Demenz im Alltag umgehen – was auch den Betroffenen zugutekommt.

Meine Mutter ist im Jahr 2000 an Alzheimer-Demenz erkrankt. Daher weiß ich aus eigener Erfahrung, aber auch aus unzähligen Gesprächen mit Angehörigen, wie hilfreich und wichtig Informationen und Hinweise sind, um sich auch im Verlauf immer wieder auf die Veränderungen durch die Krankheit einzustellen.

Dieser Ratgeber richtet sich an die betreuenden und pflegenden Angehörigen. Zahlreiche Tipps zur Kommunikation, zur demenzgerechten Gestaltung des Wohnumfeldes sowie verschiedene Checklisten und kleine Übungen machen ihn zu einem praktischen Begleiter für den Alltag. Erfahrungsberichte von pflegenden Angehörigen erweitern den Blick. Hilfreiche Adressen von Unterstützungsangeboten vervollständigen diesen Leitfaden.

Die Autorin, selbst betreuende Tochter einer mit Demenz lebenden Mutter, weiß, dass nur mit mehr Wissen ein Verständnis für die Krankheit und für die Betroffenen möglich ist und sich so der Alltag zusammen lebenswert bewältigen lässt.

Monika Kaus

Deutsche Alzheimer Gesellschaft e.V.
Selbsthilfe Demenz

MONIKA KAUS

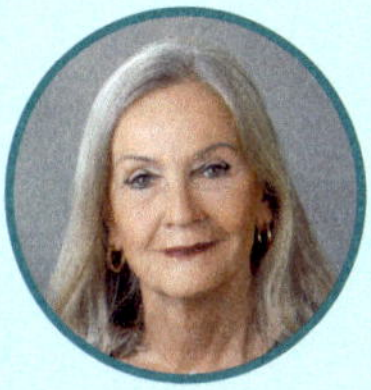

1. Vorsitzende der Deutschen Alzheimer Gesellschaft e.V. Selbsthilfe Demenz

Einführung der Autorin

Wenn Sie dieses Buch in den Händen halten, haben Sie vermutlich schon erste Erfahrungen mit dem Thema Demenz gemacht. Vielleicht hat ein Ihnen nahestehender Mensch die Diagnose bekommen oder Sie vermuten sie zumindest. Wenn ein Angehöriger an einer Demenz erkrankt, so kann das einem den Boden unter den Füßen wegziehen. Die Diagnose verändert nicht nur das Leben des Betroffenen, sondern auch das seines Umfeldes. Die Veränderungen können plötzlich auftreten, meist tun sie das aber über einen langen Zeitraum. Wissen Sie noch, wann sich die ersten Anzeichen gezeigt haben? Oftmals lässt sich kaum mehr sagen, wann genau die Demenz begonnen hat.

Dieses Buch möchte Sie und Ihren Angehörigen auf dem Weg mit der Demenz begleiten und Ihnen wie eine gute Freundin zur Seite stehen. Diese Reise, die vor Ihnen liegt, wird viel Neues mit sich bringen und auch etliche Herausforderungen.

Der Weg mit der Krankheit gleicht der Wanderung auf einem Pfad, den Sie zum ersten Mal gehen. Ihrem Angehörigen wird es immer schwerer fallen, diesen Weg zu nehmen. Ihre Aufgabe als Wanderpartner wird immer herausfordernder. Mitunter spüren Sie sie lange Zeit gar nicht und nehmen kaum wahr, wie die Begleitung an Ihren Kräften zehrt. Sie werden Ihren Angehörigen zunehmend stützen. Wie auf einem echten Wanderweg wird es leichter, wenn Sie ihn nicht alleine gehen, wenn Sie immer wieder auf Menschen treffen, die Ihnen weiterhelfen, die Sie auf Stolpersteine hinweisen oder aber auf eine Quelle am Wegesrand, aus der Sie Wasser trinken und damit neue Energie schöpfen können. Niemand kann genau sagen, wie der Weg aussieht, der vor Ihnen liegt. Aber Sie müssen ihn auch nicht ganz unbedacht und unvorbereitet gehen. Sie können sich Wissen aneignen, um die Veränderungen zu verstehen. Hilfreich ist es auch, praktische Kompetenzen einzuüben.

In diesem Ratgeber erhalten Sie jede Menge Informationen rund um Demenzerkrankungen. Sie erfahren viel Wissenswertes, das Ihnen im Alltag helfen kann. Es ist ein großes Bündel an Ratschlägen, aus denen Sie diejenigen wählen können, die Ihnen in Ihrer Lebenssituation am besten helfen. Denn es gibt nicht den einen richtigen Weg. Zu verschieden sind die Demenzformen, zu unterschiedlich die Menschen und ihr Umfeld – es gibt nur Ihren eigenen Weg.

Alle guten Wünsche mögen Sie begleiten. Und denken Sie daran: Auf jedem Weg gibt es immer wieder wunderbare Streckenabschnitte, die Sie mit Leichtigkeit und Freude gehen. Auf Ihrer Reise passiert sehr viel Herausforderndes – und doch auch viel Schönes.

PEGGY ELFMANN

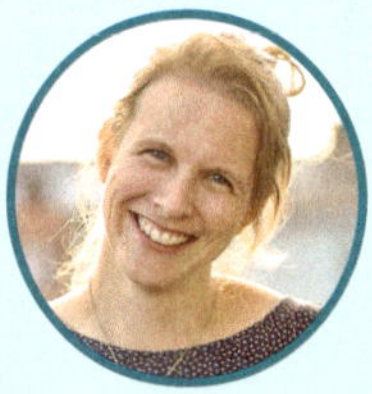

ist freie Journalistin und Autorin des Buches „Mamas Alzheimer und wir" (Mabuse Verlag). Als Tochter einer Mutter mit Alzheimer teilt sie ihre Erfahrungen auf ihrem Blog „Alzheimer und wir". Dafür erhielt sie den Goldenen Blogger und war für den Grimme Online Award nominiert.

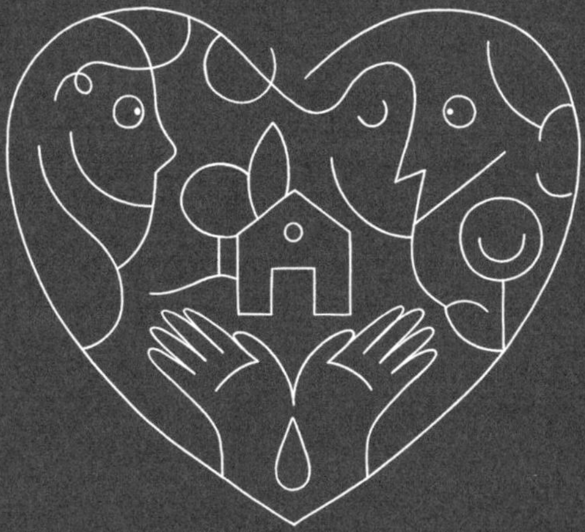

1

Demenz – mehr Wissen hilft

DIE VERÄNDERUNGEN VERSTEHEN

Ich habe es geahnt

Langsam schleicht sie sich heran – in vielen Fällen über Jahre unbemerkt. Auf leisen Sohlen kommt die Demenz immer näher, sodass Betroffene oder Angehörige sie oft gar nicht wahrnehmen. Anfangs sind es Kleinigkeiten, die aufmerken lassen: wenn die Mutter beim Kuchenbacken plötzlich überfordert ist, obwohl sie eine routinierte Bäckerin ist, oder wenn der Autoschlüssel sich im Kühlschrank wiederfindet, anstatt am Schlüsselbrett zu hängen. Manchmal sind es auch kleine Wörter, die verwundern, weil dem Vater oder der Partnerin das passende Wort nicht mehr einfällt und stattdessen „Dings" oder „Du weißt doch" verwendet wird. In der alltäglichen Routine gehen diese kleinen Auffälligkeiten meist erst mal unter. Und überhaupt: Wer hat noch nie etwas vergessen? Wem ist es noch nie passiert, dass er den Schlüssel verlegt hat? Und wer kennt es nicht, dass man einer Bekannten begegnet und einem ihr Name nicht einfallen will?

Vergesslichkeit gilt als das typische Symptom für eine Demenz. Aber nicht jeder, der etwas vergisst, hat eine Demenz. Vergessen ist zunächst einmal etwas sehr Menschliches und kommt in jedem Lebensalter vor. Würden wir uns an alles erinnern, wären wir ziemlich schnell überfordert. Zu vergessen ist eine normale Schutzreaktion des

Gehirns. Dass man etwa den Schlüssel verlegt, kann auch an fehlender Aufmerksamkeit liegen. Wer beispielsweise beim Auspacken der Einkäufe gleichzeitig mit einer Freundin telefoniert, passt nicht auf, wohin er den Autoschlüssel legt. Die Information wird gar nicht richtig abgespeichert und kann später nicht richtig abgerufen werden.

Nur Informationen, die für uns von Bedeutung sind, oder Erfahrungen, die wir besonders intensiv oder emotional erleben, werden abgespeichert und wandern vom Kurzzeitgedächtnis in das Langzeitgedächtnis. Auch Informationen, die bereits Bekanntes bestätigen oder darauf aufbauen, werden besser gemerkt. Die Spuren im Gehirn – und somit die Erinnerungen – funktionieren ähnlich wie ein Trampelpfad. Je häufiger man auf einem Pfad geht, umso fester wird er und umso leichter fällt es, auf diesem Weg zu gehen. Menschen können sich deshalb besonders gut an manche

MÖGLICHE ANZEICHEN EINER DEMENZ

- Erinnerungslücken
- Räumliche und zeitliche Orientierungsprobleme
- Schlechtes Konzentrationsvermögen
- Häufiges Verlegen von Gegenständen
- Probleme, komplexe Zusammenhänge zu erkennen
- Probleme, Unterhaltungen zu folgen
- Fehlende Wörter in Gesprächen
- Gestörter Schlaf-wach-Rhythmus
- Rückzug aus Familienaktivitäten und dem Freundes- und Bekanntenkreis
- Schlechtes oder vermindertes Urteilsvermögen
- Halluzinationen
- Stimmungsveränderungen wie Niedergeschlagenheit, Gereiztheit
- Verhaltensänderungen wie aggressives, hemmungsloses und rücksichtloses Verhalten

DER PERSÖNLICHE BLICK

„Ich für meinen Teil erzähle nicht mehr, dass ich unter Demenz ‚leide', sondern mit Demenz ‚lebe'."

MERYEM YASEMINS HELENE AICHER, Autorin des Buches „Ich habe Demenz … und keine Angst, ist nicht ansteckend", lebt seit 14 Jahren mit der Diagnose Frontotemporale Demenz.

Erlebnisse aus der Kindheit und Jugend erinnern. Denn in dieser Lebensphase haben sie viele Erfahrungen zum ersten Mal gemacht. Zum einen haben sich diese stärker in das Gedächtnis eingebrannt als spätere Erfahrungen. Zum anderen greifen Menschen auf diese frühen Erinnerungen im Laufe ihres Lebens immer wieder zurück und sorgen so dafür, dass sie noch fester verankert werden.

Vergesslichkeit ist allerdings nur eines von vielen Anzeichen einer Demenz. Denn die Symptome sind sehr vielfältig – die Liste möglicher Anzeichen ist lang (siehe Info-Kasten Seite 11). Einzeln betrachtet sind sie unspezifisch. Viele Angehörige berichten, dass sie erst nach der Diagnose die Symptome richtig zuordnen konnten. Auch den Betroffenen fällt es häufig schwer, diese Anzeichen mit einer Krankheit in Verbindung zu bringen. Sie entwickeln oft individuelle Strategien, um mit ihren Orientierungs- oder Erinnerungsproblemen umzugehen. So nutzen sie etwa vermehrt Notizzettel, um sich im Alltag zurechtzufinden, oder ziehen sich zurück, weil sie sich beim Treffen mit anderen unsicher fühlen. Damit gelingt es oft, nach außen alles scheinbar normal wirken zu lassen. Dass eine Erkrankung dahinterstecken könnte, wissen viele Menschen nicht. Gerade bei älteren Menschen fällt es oft schwer, zwischen Krankheitszeichen und Alterserscheinungen zu unterscheiden. Das Vergessen wird schnell als ein normaler Alterungsprozess angesehen. Manchmal steckt aber mehr dahinter.

Es ist ein großer Schritt, die Vermutung zuzulassen, dass es sich bei den Schwierigkeiten um eine Erkrankung des Gehirns handeln könnte, sowohl für den Betroffenen als auch für die Angehörigen. Dies zu äußern, braucht auf beiden Seiten Vertrauen. Ob hinter den Auffälligkeiten tatsächlich eine Demenz steckt, kann nur ein Experte feststellen. Auffällig ist, wenn die Anzeichen über mindestens sechs Monate anhalten und wenn der normale, eigentlich routinierte Alltag nicht mehr gelingt. Wer den Verdacht hat, dass es sich um eine Demenz handeln könnte, sollte sich an einen Arzt wenden. Dabei gibt es kein „zu früh", denn eine Demenzerkrankung kann bereits im frühen Stadium erkannt werden. Es hat mehrere Vorteile, frühzeitig zum Arzt zu gehen:

- Es können andere Ursachen entdeckt und möglicherweise therapiert werden. So zeigt eine Depression oder eine Hörschwäche ähnliche Anzeichen wie eine Demenz. Beide lassen sich behandeln.
- Durch eine frühe Demenzdiagnose kann eine frühe Behandlung in die Wege geleitet werden. Je eher die Therapie beginnt, umso besser lässt sich der Verlauf häufig verzögern.
- Wird die Diagnose früh gestellt, lassen sich die persönlichen Ressourcen besser stärken. Das hilft beim Umgang mit der Erkrankung und fördert die Lebensqualität.
- Eine frühe Diagnose gibt Zeit, sich mit dem Thema zu beschäftigen und die Zukunft selbstbestimmt zu regeln.

Demenz ist nicht gleich Demenz

Keine Demenz gleicht der anderen. Genauer gesagt handelt es sich bei Demenz nicht um eine Erkrankung, sondern um ein Syndrom – also eine Kombination von Krankheitszeichen, die typischerweise gemeinsam auftreten. Unter dem Begriff „Demenz“ sind mehr als 50 neurodegenerative Erkrankungen zusammengefasst – Erkrankungen also, die das Nervensystem und die Nervenzellen betreffen. Man kann sich das vorstellen wie beim Thema Obst. Denn Obst an sich gibt es auch nicht, es gibt aber Äpfel, Birnen, Pfirsiche, Pflaumen. All diese Sorten unterscheiden sich in Aussehen, Geschmack, Wachstum. Auch Demenzerkrankungen sind verschieden. Typisch für alle Demenzformen ist, dass sie eine Störung bestimmter Hirnfunktionen verursachen und mit einem kontinuierlichen Verfall der Nervenzellen einhergehen. Gedächtnislücken und Erinnerungsprobleme treten bei allen Demenzformen auf, sie sind jedoch verschieden ausgeprägt, und auch bei Erkrankten einer Demenzform können sie verschieden stark sein. Die Bandbreite weiterer Anzeichen ist groß: Bei manchen Betroffenen verkümmert der Wortschatz, andere tun sich mit einfachen Handgriffen schwer und wieder andere zeigen vor allem Veränderungen der Persönlichkeit. Die einzelnen Demenzformen verlaufen unterschiedlich und benötigen eine jeweils passende Behandlung und Begleitung. Daher ist eine differenzierte Diagnose ratsam. Es können auch Mischformen auftreten.

Genaue Diagnose – die vielen Formen der Demenz

Die häufigste Demenzform ist die **Alzheimer-Krankheit.** Sie macht etwa zwei Drittel der Demenzerkrankungen aus und tritt vor allem im höheren Alter auf. Erstmals beschrieben wurde die Alzheimer-Erkrankung 1906 von dem deutschen Psychiater Alois Alzheimer. Er fand im Gehirn einer Patientin Eiweißablagerungen. Mittlerweile wissen Forscher, dass sich bei Alzheimer Eiweiße an den Nervenzellen und an den Verbindungen zwischen den Nervenzellen anlagern. Das schränkt die Nervenzellen ein, sie können nicht mehr so gut miteinander kommunizieren. Außerdem ist bekannt, dass die ersten Veränderungen bereits viele Jahre, bevor die ersten Symptome sichtbar werden, auftreten. Aber noch kann man nicht sagen, was genau den Prozess in Gang bringt. Die Veränderungen beginnen meist im Schläfen- und Scheitellappen. Das sind die Bereiche im Gehirn, die für das Gedächtnis, die Sprache und die Orientierungsfähigkeit zuständig sind.

Typischerweise verläuft die Alzheimer-Krankheit langsam. Zu Beginn leidet vor allem das Kurzzeitgedächtnis, und es kommt zu vereinzelten Aussetzern in der Erinnerung. Häufig treten räumliche und zeitliche Orientierungsprobleme auf. So kann es schwerfallen, sich an unbekannten Orten zurechtzufinden oder Ereignisse zeitlich richtig einzuordnen. Im weiteren Verlauf sterben immer mehr Nervenzellen ab und die Probleme betreffen zunehmend das Langzeitgedächtnis – also die Fähigkeit, sich an lang zurückliegende Ereignisse zu erinnern. Gegenstände werden nicht mehr erkannt und einfache Handlungen können nicht mehr ausgeführt werden. Das Sprechen fällt immer schwerer und auch Persönlichkeitsveränderungen können vorkommen. So werden Betroffene ungewohnt ängstlich, misstrauisch oder aggressiv.

Die zweithäufigste Demenzform ist die **Vaskuläre Demenz**, also die gefäßbedingte Demenz. Ihre Ursache sind Durchblutungsstörungen des Gehirns – ausgelöst durch Veränderungen der Blutgefäße, die zu kleinen Mini-Infarkten im Gehirn führen können. Folge der Durchblutungsstörung ist, dass Gehirnzellen absterben. Eine Vaskuläre Demenz verläuft häufig über einen langen Zeitraum. Oftmals zeigt sich ein schubweiser Krankheitsverlauf.

Auch nach einem Schlaganfall kann sich eine Demenz plötzlich entwickeln mit Symptomen wie verlangsamtem Denken, Sprach- und Konzentrationsproblemen sowie häufigen Stimmungsschwankungen. Betroffene zeigen bereits früh körperliche Beeinträchtigungen, zum Beispiel gehen sie unsicher und stürzen leicht oder können die Harnblase nicht mehr so gut kontrollieren.

Drei bis neun Prozent der Menschen mit Demenz leben mit der Diagnose **Frontotemporale Demenz**. Diese Demenzform beginnt relativ früh, meist zwischen dem 50. und 60. Lebensjahr. Typischerweise verkümmern zunächst Nervenzellen im Stirnlappen. Das ist der Teil des Gehirns, der für die Persönlichkeit, die Steuerung der Gefühle und das Sozialverhalten zuständig ist. Auch der Schläfenlappen, zuständig für die sprachlichen Fähigkeiten, ist häufig betroffen. Menschen mit Frontotemporaler Demenz zeigen oft deut-

AUS DEM LEBEN

WAS IST MIT MUTTER LOS?

Martina kennt ihre Mutter Hanne als aktive Seniorin. Regelmäßig trifft sich die 74-Jährige zum Kartenspielen mit ihren Freundinnen. Einmal pro Woche singt sie im Chor. Ihren Alltag regelt Hanne selbstständig. Beim nächsten Besuch bemerkt Martina zwei Mahnschreiben. Die Formulare für die Überweisung liegen ungenutzt auf der Kommode. Auf dem Anrufbeantworter findet sich die Nachricht einer Freundin, warum Hanne nicht zum Kartenspielen gekommen sei. Auch die Chorleiterin fragt, weshalb sie seit Wochen fehle. Und dann ist da die merkwürdige Angewohnheit, dass die Mutter bei jedem Einkauf ein Stück Butter kauft und sich diese im Kühlschrank stapeln. Früher hat sie gerne und viel gebacken, doch in letzter Zeit macht sie dies kaum noch. Martina wundert sich über diese Vorkommnisse, aber stuft sie zunächst als Eigenheiten ab. Als sie ihre Mutter darauf anspricht, wehrt sie zunächst ab. Doch Martina findet beim nächsten Besuch erneut eine Mahnung. Sie überlegt, ob ihre Mutter depressiv sein könnte oder sich möglicherweise eine beginnende Demenz bemerkbar macht. Sie sagt zu ihr: „Ich habe das Gefühl, dass dir manche Dinge schwerfallen. Kann ich dir helfen?“ Mit viel Fingerspitzengefühl gelingt es Martina, ihre Mutter von einem Check-up beim Hausarzt zu überzeugen. Der macht erste Tests, überweist die 74-Jährige weiter an einen Experten, um den Verdacht auf Alzheimer zu bestätigen.

liche Veränderungen ihrer Persönlichkeit und ihres Verhaltens. Sie verlieren das Interesse an ihren Angehörigen, fallen durch sexuell enthemmtes oder aggressives Verhalten auf oder wirken antriebslos und gleichgültig. Sie führen zwanghafte Handlungen aus oder haben kein Hunger- oder Sättigungsgefühl mehr. Die Gedächtnisstörungen sind zunächst nachrangig, nehmen im weiteren Verlauf aber zu.

Eine weitere Demenzform ist die **Lewy-Body-Demenz.** Sie tritt bei etwa fünf Prozent der Menschen mit Demenz auf. Die Ursache sind Eiweißablagerungen im Gehirn, die die Nervenzellen schädigen und den Austausch von Botenstoffen hemmen. Zentrale Merkmale sind Aufmerksamkeits- und Konzentrationsstörungen, lebhafte und intensive optische Halluzinationen, Schlafstörungen sowie parkinsonähnliche Beschwerden wie zitternde Hände, ein schlurfender, gebeugter Gang oder eine starre Mimik. Durch die eingeschränkte Bewegungsfähigkeit ist das Sturzrisiko erhöht. Die Symptome schwanken im Tagesverlauf stark, das macht es oft schwierig, die Lewy-Body-Demenz zu diagnostizieren. Dazu kommt, dass sie gemeinsam mit der Alzheimer-Krankheit auftreten kann.

Auch das **Korsakow-Syndrom** gehört zu den Demenzerkrankungen. Dabei sind vor allem jene Teile des Gehirns schwer geschädigt, die für das Gedächtnis und die Gefühle zuständig sind. Die Ursache kann ein jahrelanger übermäßiger Alkoholkonsum sein, der zu einem schweren Vitamin-B1-Mangel führt, sowie andere Erkrankungen, die eine Mangelernährung bewirken. Auch eine Infektion oder eine schwere Kopfverletzung kommen als Ursache infrage.

Etwa jeder dritte Parkinson-Betroffene entwickelt über einen langen Verlauf eine sogenannte **Parkinson-Demenz.** In bestimmten Hirnbereichen kommt es zu einem Mangel verschiedener Botenstoffe. Dies zeigt sich zunächst durch Schwierigkeiten bei der Konzentration und der Aufmerksamkeit; Denkvorgänge werden langsamer und die Gedächtnisstörungen nehmen immer mehr zu.

So wird die Diagnose gestellt

Genauso wenig, wie es *die* Demenz gibt, gibt es *die eine* Methode, um eine Demenz festzustellen. Die Diagnose wird in mehreren Schritten und mithilfe verschiedener Methoden gestellt. Es ist ratsam, sich in einer Gedächtnisambulanz oder bei einem Facharzt untersuchen zu lassen, da dort umfangreiche Tests möglich sind. Wichtig zu wissen: Ärzte dürfen nur untersuchen, sofern der Betroffene eingewilligt hat. Ist diese Einwilligung nicht mehr möglich, so sind entsprechende Vollmachten wie eine Vorsorgevollmacht notwendig. Auch etwaige Vollmachten wie eine Patientenverfügung müssen sie beachten.

Im ersten Schritt der Untersuchung geht es darum, herauszufinden, ob überhaupt eine Demenz vorliegt oder ob die Störungen auf einer anderen Erkrankung beruhen. In mehr als fünf Prozent der Fälle handelt es sich nicht um Erkrankungen, bei denen die Nervenzellen ursächlich betroffen sind, sondern die Ursache liegt an anderer Stelle. So können Erkrankungen wie eine gestörte Schilddrüsenfunktion, eine Depression oder eine Hörstörung ähnliche Symptome wie eine Demenz zeigen. Auch bei Menschen mit Diabetes können Gedächtnisprobleme auftreten, falls sie unter niedrigem oder zu hohem Blutzucker leiden, vor allem im höheren Alter. Bei Verdacht auf eine Demenz erfolgt eine ausführliche Untersuchung, dazu bedienen sich Ärzte und Psychologen verschiedener Methoden.

Das ausführliche Gespräch

Der Arzt oder Psychologe fragt nach Vorerkrankungen und möchte Details über die beobachteten Schwierigkeiten wissen. Am besten begleiten Sie oder eine vertraute Person Ihren Angehörigen zu dem Gespräch. Zum einen kann das eine emotionale Unterstützung sein, zum anderen fallen dem Betroffenen mitunter manche Veränderungen gar nicht auf. Vor einem nahestehenden Menschen über dessen Defizite

IN 4 SCHRITTEN ZUR DIAGNOSE

1. **WENN SIE SYMPTOME BEMERKEN,** wenden Sie sich an den Hausarzt. Nach einem ausführlichen Gespräch folgen eine körperliche Untersuchung und erste Gedächtnistests.
2. **BEI VERDACHT** auf eine Demenz sollte der Hausarzt an einen Facharzt überweisen, etwa einen Neurologen, Psychiater oder eine Gedächtnissprechstunde, um durch Tests eine differenzierte Diagnose zu stellen. Oft misst der Facharzt bestimmte Blutwerte und untersucht das Nervenwasser (Liquor). Die Untersuchung der Hirnströme (EEG) dient vor allem dem Ausschluss einer hirnorganischen Erkrankung, wie etwa eines Tumors.
3. Sind **BILDGEBENDE VERFAHREN** wie eine Computertomografie oder Magnetresonanztomografie notwendig, überweist der Neurologe an eine Klinik.
4. Der **BEHANDELNDE FACHARZT** erläutert den Befund und informiert über weitere Behandlungsmöglichkeiten. Im Zweifel können Sie eine Zweitmeinung einholen (klären Sie vorher ab, ob Ihre Kasse das bezahlt).

und Schwierigkeiten zu sprechen kann sich unangenehm anfühlen. Vielleicht kommt es Ihnen so vor, als ob Sie sich illoyal verhalten. Bedenken Sie aber, dass Sie Ihrem Angehörigen damit helfen. Denn um die bestmögliche Behandlung in die Wege zu leiten, ist es notwendig, die genaue Diagnose zu stellen – und dazu benötigt der Arzt so viele Informationen wie möglich. Wenn Sie sich scheuen, offen vor Ihrem Angehörigen zu sprechen, dann bitten Sie den Arzt um einen separaten Termin.

Körperliche Untersuchungen und Labortests

Auch die körperliche Untersuchung – etwa eine Blutdruckmessung – sowie Blut- und Urin-Untersuchungen gehören zur Diagnosestellung. Die Labortests dienen dazu, andere Erkrankungen auszuschließen, etwa eine Stoffwechselstörung oder einen Vitamin-B12-Mangel. Der Arzt überprüft das Herz-Kreislauf-System und metabolische Erkrankungen.

Psychologische Untersuchungsmethoden

Mithilfe verschiedener psychologischer Tests werden das Gedächtnis, die Konzentration, das Denk- und Urteilsvermögen, die Orientierung sowie die Sprache untersucht. Die Ergebnisse liefern Hinweise darauf, ob überhaupt eine Demenzerkrankung vorliegt. Sie dienen auch dazu, herauszufinden, um welche Form es sich handelt und um welchen Schweregrad. Psychologische Tests werden regelmäßig wiederholt, um den Verlauf der Krankheit zu beurteilen oder um eine unsichere Diagnose zu bestätigen. Diese Verlaufskontrollen finden in der Regel alle sechs Monate statt. Besprechen Sie mit dem Arzt, ob und wie häufig diese Tests notwendig sind. Für Betroffene sind sie häufig mit viel Stress verbunden.

Der **Uhrentest** ist ein einfaches, häufig angewendetes Verfahren. Entweder bekommt die Testperson ein Blatt mit einem Kreis und muss die Ziffern 1 bis 12 wie auf einem Ziffernblatt eintragen. Oder sie muss auch den Kreis selbst zeichnen. Im Anschluss soll eine bestimmte Uhrzeit (meist 11:10 Uhr) markiert werden. Menschen mit Demenz zeigen frühzeitig räumliche Orientierungsschwierigkeiten und Probleme, abstrakte Aufgaben umzusetzen. Diese Fähigkeiten untersucht der Uhrentest. Er genügt nicht als alleiniger Test.

Der **Mini-Mental-Status-Test** ist der wichtigste und am häufigsten verwendete Test. Es werden Fragen zu den Be-

GUT VORBEREITET INS ARZTGESPRÄCH

Notieren Sie vor dem Arztbesuch Auffälligkeiten und Beschwerden Ihres Angehörigen. Diese Fragen können Ihnen dabei behilflich sein:

- Welche konkreten Beschwerden treten auf? Sind es Erinnerungsprobleme, Stimmungsschwankungen, Orientierungs- oder Wortfindungsstörungen?
- Inwieweit ist es zu wesentlichen Verhaltensveränderungen gekommen?
- In welchen Situationen, zu welchen Tageszeiten zeigen sich welche Anzeichen?
- Wann sind die Beschwerden erstmals aufgefallen? Sind sie plötzlich aufgetreten oder eher schleichend gekommen?
- Wie haben sich die Auffälligkeiten seit dem ersten Auftreten verändert? Sind sie stärker geworden oder gleich geblieben?
- Beeinträchtigen die Beschwerden den Alltag? Welche Veränderungen und Belastungen sind dadurch zu spüren?
- Gibt es Vorerkrankungen und falls ja: welche?
- Welche Medikamente, aber auch frei verkäuflichen Präparate werden regelmäßig eingenommen?
- Schreiben Sie vorab auch Ihre Fragen auf: Was möchten Sie über mögliche Untersuchungsmethoden wissen? Wie ist die weitere Behandlung? Welche Schritte sollten Sie als Erstes in die Wege leiten?

reichen Orientierung, Aufmerksamkeit, Merkfähigkeit, Rechnen und Sprache gestellt. Zum Beispiel wird nach dem Ort und der Jahreszeit gefragt. Die Testperson soll sich bestimmte Wörter merken und später wiedergeben oder Rechenaufgaben lösen, beispielsweise von der Zahl 100 in Siebener-Schritten rückwärtszählen. Der Test liefert eine Einschätzung über den Schweregrad der Demenz und zeigt, welche Bereiche besonders betroffen sind.

Der **Demenzdetektionstest (Dem-Tect)** ist ein Kurztest, der verschiedene Bereiche überprüft. Untersucht werden die Merkfähigkeit und Umsetzungsfähigkeit von Wort und Schrift: Zahlen müssen in Wörter umgewandelt, zehn vorgesprochene Wörter zu verschiedenen Zeitpunkten wiederholt oder Zahlenfolgen wiedergegeben werden.

Weitere psychologische Tests kommen infrage, um spezifische Demenzerkrankungen diagnostizieren zu können. So gibt es beispielsweise Tests, die die Wahrnehmungs- und Aufmerksamkeitsleistung (bei Lewy-Body-Demenz) oder das Sprachverständnis (bei der Frontotemporalen Demenz) untersuchen. Die Auswahl der geeigneten Verfahren richtet sich dabei jeweils nach dem Krankheitsverdacht und der Erfahrung des Untersuchenden. Ein Facharzt wird umfangreichere Methoden anwenden als der Hausarzt.

Untersuchung des Gehirns: die bildgebenden Verfahren

Bei der Erstdiagnose kommen noch bildgebende Verfahren wie die **Computertomografie (CT)** oder **Magnetresonanztomografie (MRT)** zum Einsatz. Dabei werden Schichtbilder des Gehirns gemacht oder dreidimensionale Abbildungen berechnet. Diese zeigen, welche Bereiche des Gehirns in Größe und Form verändert sind. So kann zum Beispiel erkannt werden, ob vor allem Nervenzellen im Schläfenlappen oder im Stirnlappen betroffen sind. Diese Bilder zeigen auch, wie viel Gewebe bereits geschädigt ist. Solche Informationen nutzen die Ärzte, um den Schweregrad der Erkrankung einzuschätzen.

Mithilfe von CT- oder MRT-Bildern werden manchmal aber auch andere Ursachen für die Krankheitszeichen gefunden. Auf den Bildern können Tumoren oder Blutungen im Gehirn erkannt werden. Diese rufen ähnliche Symptome wie eine Demenz hervor, müssen aber anders behandelt werden. Die demenziellen Veränderungen lassen sich so oft rückgängig machen. Ob ein CT oder MRT infrage kommt, legt der behandelnde Arzt fest. Die CT-Untersuchung läuft schneller ab. Schon nach ein paar Minuten lässt sich das Bild des Kopfes herstellen. Ein MRT ist in der Durchführung aufwendiger und dauert länger. Ein Aufenthalt in der engen Röhre kann unangenehmer sein als eine CT-Untersuchung. Das MRT liefert jedoch genauere Bilder, die auch den Fett- und Wassergehalt des untersuchten Gewebes erfassen.

Unklare Diagnose: Es gibt weitere Untersuchungen

Zusätzlich können weitere Untersuchungen in Betracht kommen, wenn die Diagnose noch nicht feststeht.

Für die Positronen-Emissionstomografie (PET) werden sehr schwach radioaktive Substanzen in die Armvene gespritzt, die sich entweder vor allem in den aktiven Gehirnbereichen oder in Eiweißablagerungen anreichern. Das PET-Gerät misst die Strahlung und erstellt ein dreidimensionales Bild. Damit können Stoffwechselprozesse und für Alzheimer typische Eiweißablagerungen im Gehirn sichtbar gemacht werden.

Zur **Liquordiagnostik** wird aus dem Bereich der Lendenwirbelsäule Nervenwasser (Liquor) entnommen. So können die typischen Alzheimer-Eiweiße – Amyloid- und Tauproteine – bestimmt werden. Während die Tauproteine ansteigen, verringert sich die Konzentration von Amyloidproteinen im Liquor bei Alzheimer.

Bei der **Elektroenzephalographie (EEG)** werden mittels Elektroden auf dem Kopf Hirnströme gemessen. Diese Methode wird beim Verdacht auf bestimmte Diagnosen angewendet und dient zur Abgrenzung von nicht degenerativen Erkrankungen wie einer Epilepsie.

Genetische Tests kommen nur in solchen Fällen in Betracht, wenn sich aus der Familienvorgeschichte Anhaltspunkte für eine erbliche Form der Demenz ergeben. Dann kann das Blut auf die bekannten Gene untersucht werden. Vor einer genetischen Testung ist eine umfangreiche Beratung vorgesehen.

Wie schon an den vielfältigen Untersuchungsmethoden sichtbar wird: Die Diagnose einer Demenz ist komplex. Es handelt sich fast immer um eine sogenannte Ausschlussdiagnose. Die Diagnose wird also gestellt, indem andere Erkrankungen ausgeschlossen werden. Die Ergebnisse der einzelnen diagnostischen Verfahren müssen immer im Zusammenhang interpretiert werden. Bestehen Sie auf einer sorgfältigen Untersuchung, denn eine genaue Diagnose ist wichtig für den weiteren Verlauf. Der behandelnde Arzt sollte sich die Zeit nehmen, um Sie über die Erkrankung und über die Behandlungs- und Unterstützungsmöglichkeiten zu informieren, oder Sie an eine entsprechende Stelle weiterleiten. Im Zweifel können Sie sich eine Zweitmeinung einholen.

Wie verlaufen Demenzerkrankungen?

Die Diagnose bringt Unsicherheit, Ängste und Sorgen mit sich. Dazu kommt, dass sich der Verlauf einer Demenzerkrankung nicht so gut vorhersagen lässt. Schwer wiegt häufig auch die Gewissheit, dass es keine Hoffnung auf Heilung gibt. Demenzerkrankungen schreiten voran und verkürzen die Lebenserwartung. Die Krankheitsdauer hängt unter anderem davon ab, in welchem Alter die Diagnose gestellt wird. Generell lässt sich sagen: Je später eine Demenz festgestellt wird, umso kürzer leben die Betroffenen mit der Erkrankung. Die Dauer schwankt jedoch sehr stark und lässt sich nicht vorhersagen. Es gibt sehr rasche Verläufe von zwei Jahren und sehr langsame Verläufe mit über 20 Jahren. Dabei kann auch die Art der Demenz eine Rolle spielen. Eine Alzheimer-Demenz dauert in der Regel länger als beispielsweise eine Frontotemporale Demenz.

Typisch für alle Demenzerkrankungen ist der fortschreitende Verlauf, denn immer mehr Nervenzellen verkümmern. Bereits bestehende Symptome verstärken sich und weitere Begleiterscheinungen kommen hinzu. Ärzte unterscheiden drei verschiedene Stadien:

AUS DEM LEBEN

AUF EINMAL AGGRESSIV?

Der 79-jährige Walter lebt seit vier Jahren mit der Diagnose Alzheimer. Er ist manchmal traurig und ängstlich, aber alles in allem kommt er gut klar. Gegen Abend wird er zunehmend unruhig und wandert im Haus umher. Er geht im Flur hin und her, scheinbar ohne Ziel. Seine Frau Elisabeth sitzt im Wohnzimmer und schaut einen Krimi im Fernsehen. Auf einmal hört sie, wie Walter im Flur immer wieder laut schreit „Nicht mit mir“ und „Geh weg“. Er greift sich vor Wut ein Tuch und wirft es durch den Flur. Elisabeth ist schockiert über dieses Verhalten. Sie kennt ihren Mann nur friedfertig, woher kommt diese Aggression? Sie macht sich Sorgen und wendet sich an Walters Arzt. Gemeinsam finden Sie eine Erklärung für das Verhalten: Walters Sehvermögen und die Wahrnehmungsfähigkeit sind eingeschränkt, und an jenem Abend konnte er die Stimmen aus dem Fernsehen nicht zuordnen. Die Spiegelungen im Flurfenster hat er nicht als solche erkannt, sondern dachte, dass dort ein Mensch sei. Dies hat ihm Angst gemacht, die er aber als solche nicht mehr sprachlich ausdrücken konnte. Deshalb hat er entsprechend wütend reagiert.

Stadien am Beispiel der Alzheimer-Demenz

Im **frühen Stadium** haben Menschen mit einer Alzheimer-Demenz Schwierigkeiten, sich Dinge fürs Kurzzeitgedächtnis zu merken. Sie können sich etwa nicht daran erinnern, was sie zu Mittag gegessen haben. Sie vergessen Termine und fühlen sich an unbekannten Orten unsicher. Die Menschen in der frühen Phase sind leicht reizbar oder fühlen sich rastlos. Viele Menschen mit Demenz erleben depressive Verstimmungen. Dies belastet die Lebensqualität deutlich. Hinzu können Persönlichkeitsveränderungen kommen: Betroffene werden misstrauischer und ängstlicher. Auch das Denken und Sprechen fällt immer schwerer. Bei manchen Menschen mit Alzheimer ist das Sprachzentrum früh betroffen, bei anderen erst viel später.

Im **mittleren Stadium** werden die Gedächtnis- und Orientierungsprobleme offensichtlicher. So kann es passieren, dass man sich an vertrauten Orten nicht mehr zurechtfindet und bekannte Personen nicht erkennt. Betroffene leben vermehrt in der eigenen Realität. Es kann vorkommen, dass sie aggressiv oder mit wahnhaften Ängsten reagieren, wenn sie in Situationen geraten, die sie nicht einschätzen können. Zunehmend ist das Langzeitgedächtnis betroffen. Der Schlaf-wach-Rhythmus kann gestört sein: Sie wachen nachts auf und möchten sich für den Tag vorbereiten. Häufig kommt es zu Verhaltens- oder Wesensveränderungen. Betroffene werden unruhiger und wandern im Haus oder der Wohnung umher.

Im **späten Stadium** ist das Gedächtnis deutlich betroffen. Im Alltag kommen die Menschen nicht mehr alleine zurecht. Sie benötigen die pflegerische Unterstützung von anderen, meist in allen Bereichen des Lebens. Sie sprechen weniger, manchmal nur noch einzelne Laute. Das Kauen und Schlucken fällt immer schwerer. Hinzu kommt häufig eine Stuhl- und Harninkontinenz. Die Menschen sind in sich gekehrt.

Demenzerkrankungen schreiten zwar immer weiter voran, aber nicht immer kontinuierlich. Phasenweise kann es zu einem Stillstand der Symptome kommen, Verschlechterungen können auch scheinbar plötzlich auftreten. Den Verlauf kann niemand vorhersehen – kein Arzt kann Ihnen einen Plan an die Hand geben. Allerdings lässt sich einiges tun, damit eine Demenz langsamer voranschreitet und der Betroffene gut damit leben kann. Dabei kommt es auf passgenaue Therapien und achtsame Begleitung im Alltag an. Sie können eine Demenz nicht stoppen, aber einiges tun, um zur Lebensqualität Ihres Angehörigen beizutragen.

Welche Behandlungsmöglichkeiten gibt es?

Je früher eine Demenzerkrankung festgestellt wird, umso besser, denn eine frühzeitige Behandlung kann den Verlauf verlangsamen. Zudem kann sie dazu beitragen, die Fähigkeiten und Alltagskompetenzen möglichst lange zu erhalten. Manche Menschen mit Demenz zeigen sogar zwischenzeitlich Verbesserungen.

Es gibt nicht die eine richtige Behandlung, sondern eine Vielzahl an Therapiemöglichkeiten. Es stehen sowohl Arzneimittel als auch nicht medikamentöse Therapien zur Verfügung. Je nach Demenzform und individuellen Symptomen werden verschiedene Maßnahmen miteinander kombiniert. Im Verlauf der Demenzerkrankung werden diese immer wieder überprüft und angepasst, da sich Symptome verändern oder neu hinzukommen können. Eine regelmäßige Rücksprache mit dem Arzt und der Therapeutin ist wichtig, um die bestmögliche Behandlung zu finden.

Die medikamentöse Therapie bei Demenz

Im Wesentlichen gibt es drei Wirkstoffgruppen, die als Arzneimittel bei Demenzen zum Einsatz kommen.

Antidementiva

- Diese Medikamente können die Gedächtnisleistungen vorübergehend verbessern oder der Verschlechterung entgegenwirken. Es gibt zwei Gruppen von Antidementiva: Azetylcholinesterase-Hemmer (Wirkstoffe Donezepil, Galantamin, Rivastigim) und Glutamat-Antagonisten (Wirkstoff Memantine).
- Präparate der ersten Gruppe sind für Menschen mit Alzheimer im frühen bis mittleren Stadium zugelassen. Glutamat-Antagonisten eignen sich ab dem mittelschweren Stadium einer Alzheimer-Demenz. Rivastigim kommt auch bei Menschen mit Parkinson- und Lewy-Body-Demenz zum Einsatz. Für Demenzen, deren Ursache nicht Alzheimer- oder die Parkinson-Krankheit ist, gibt es keine speziellen medikamentösen Therapien.
- Anwendung: Antidementiva werden täglich als Tablette genommen oder als Pflaster verwendet.
- Wirkweise: Sie verbessern die Signalübertragung zwischen den Nervenzellen, sodass Informationen besser ausgetauscht werden können. Dies führt dazu, dass sich die Lern- und Denkfähigkeit langsamer verschlechtert, in einigen Fällen verbessert sie sich sogar kurzfristig. Stoppen können sie den Krankheitsverlauf nicht.
- Gut zu wissen: Antidementiva wirken optimal bei einem frühen Therapiebeginn. Nebenwirkungen können Kopfschmerzen, Übelkeit, Schwindel, Schläfrigkeit sein. Bei Auffälligkeiten sollten diese mit dem Arzt besprochen werden.

Antidepressiva

- Manche Menschen mit einer Demenzerkrankung entwickeln eine Depression, Ängste oder Schlafstörungen. In solchen Fällen können Antidepressiva zum Einsatz kommen, etwa Citalopram, Fluoxetin, Paroxetin oder Sertralin. Diese Mittel hellen die Stimmung auf und wirken beruhigend. Antidepressiva werden auch angewendet bei einer Frontotemporalen Demenz und bei Symptomen wie Antriebslosigkeit, Gereiztheit und übermäßigem Essverhalten.

- Anwendung: Antidepressiva werden täglich als Tablette genommen.
- Wirkweise: Die meisten Antidepressiva wirken, indem sie den Stoffwechsel bestimmter Botenstoffe im Gehirn verbessern.
- Gut zu wissen: Die Mittel müssen zwei bis drei Wochen genommen werden, bis sie ihre Wirkung entfalten können, mitunter dauert es noch länger. Antidepressiva sollten langsam dosiert werden und ebenfalls langsam abgesetzt werden. Bei Nebenwirkungen wie Übelkeit, Kopfschmerzen oder Halluzinationen sollten Sie mit dem Arzt Rücksprache halten.

Neuroleptika

- Manche Menschen entwickeln im Laufe der Demenzerkrankung Begleiterscheinungen wie Sinnestäuschungen, Wahnvorstellungen oder Aggressionen. Neuroleptika können diesen entgegenwirken. Die Mittel haben gleichzeitig eine beruhigende, dämpfende Wirkung.
- Anwendung: Sie werden als Tablette genommen.
- Wirkweise: Neuroleptika beeinflussen den Stoffwechsel im Gehirn, indem sie den Botenstoff Dopamin hemmen.
- Gut zu wissen: Bei Menschen mit Lewy-Body-Demenz oder Parkinson-Demenz müssen die Mittel mit großer Vorsicht angewendet werden, da sie schwere Unverträglichkeitsreaktionen auslösen können. Generell gilt: Neuroleptika können

starke Nebenwirkungen (Schläfrigkeit, Verschlechterung der geistigen Leistungsfähigkeit, Bewegungsstörungen, Verwirrtheit) mit sich bringen und sollten nur kurzzeitig und in möglichst niedriger Dosierung eingenommen werden.

Andere medikamentöse Präparate

Mitunter werden weitere Medikamente verschrieben. Menschen mit einer Vaskulären Demenz nehmen in der Regel Blutdrucksenker und Gerinnungshemmer, um den Blutdruck zu regulieren und das Risiko für (weitere) Schlaganfälle zu reduzieren. Bei Schlafstörungen kommen – neben Schlafmitteln – auch Antidepressiva oder Neuroleptika zum Einsatz. Präparate wie Ginkgo Bilboa können bei leichter bis mittelgradiger Alzheimer-Demenz und Vaskulärer Demenz nach Rücksprache mit dem Arzt eingenommen werden. Die Studienlage hierzu ist allerdings nicht eindeutig.

Die nicht medikamentösen Therapien

Die nicht medikamentösen Therapien haben unterschiedliche Ziele: Einige unterstützen die kognitiven Leistungen, also das Denkvermögen, während andere das Wohlbefinden verbessern oder bei alltäglichen Aufgaben helfen sollen. Einige Therapien können vom Arzt per Rezept verordnet werden. Fragen Sie nach und besprechen Sie, welche Behandlungen für Ihren Angehörigen infrage kommen.

Das Gehirntraining – das gibt es häufig als Gruppenangebot – eignet sich vor allem im frühen Stadium der Demenz und kann den Menschen darin unterstützen, seine geistigen Fähigkeiten zu erhalten. Zum Training zählen Konzentrationsübungen, Zahlen- und Wortspiele. Positive Effekte zeigen sich dann bei den kognitiven Fähigkeiten, aber auch

AUS DEM LEBEN

FREUDE IN DER KÜCHE

Die 75-jährige Renate hat gerne gekocht und gebacken, aber mittlerweile bereitet sie kaum noch etwas in der Küche zu. Sie wohnt bei ihrer Tochter. Häufig fühlt sich Renate unruhig. Kochen und Backen traut sie sich alleine nicht mehr zu. In der ersten Ergotherapiestunde bespricht die Therapeutin mit Renate und ihrer Tochter die Stolpersteine im Alltag. Renate sagt, dass es ihr oft zu schnell geht. Die Ergotherapeutin beobachtet sie beim Kochen. Gemeinsam erarbeiten sie einzelne Handlungsschritte und üben die neue Routine ein, zunächst beim Apfelkuchenbacken. Erst legen sie alle Utensilien bereit. Dann folgt ein Schritt nach dem anderen: Äpfel schälen, das Gehäuse entfernen, in Stücke schnippeln. Die Ergotherapeutin bezieht die ganze Familie ein und zeigt, wie sie Renate unterstützen können. So ersetzen sie die Schranktüren etwa mit Glastüren, damit Renate die Utensilien besser findet. Der erste Apfelkuchen schmeckt nicht nur gut, sondern zeigt Renate, dass sie weiterhin aktiv sein kann. Die Freude am Backen kehrt zurück – das gibt ihr ein gutes Gefühl.

was Lebensqualität und Kommunikation betrifft. Wichtig ist, dass die Übungen nicht überfordern und frustrieren.

Die Ergotherapie kann Menschen mit Demenz dabei unterstützen, möglichst lange praktische Alltagstätigkeiten auszuführen. Zunächst wird geklärt, wo die Probleme im Alltag liegen und wie sich vorhandene Ressourcen stärken lassen. Die Fertigkeiten werden zumeist in Einzeltherapien mit spielerischen, handwerklichen oder gestalterischen Techniken gezielt trainiert. Oft sind praktische Tätigkeiten eingebaut wie Einkaufen, Kochen, Anziehen.

Eine Ergotherapie sollte am besten im frühen Stadium begonnen werden und möglichst im häuslichen Umfeld stattfinden. Doch auch später kann sie helfen, der Unruhe entgegenzuwirken.

Die Physiotherapie unterstützt die Bewegungsfähigkeit und Koordination und wirkt körperlichen Einschränkungen entgegen. Die Bewegungsangebote finden meist in der Gruppe statt. Einzeltherapien sind häufig effektiver, da sie auf die individuellen Fähigkeiten besser eingehen können und diese gezielter trainiert werden. Hilfreich ist es, wenn der betreuende Angehörige in die Therapie eingebunden wird. Auch Gruppenangebote sind von großem Vorteil, da regelmäßige soziale Kontakte die Lebensqualität fördern.

Die Logopädie kann Menschen mit Sprachproblemen unterstützen. Spezielle Übungen verbessern die Sprach- und Kommunikationsfähigkeit und reduzieren Wortfindungsstörungen. Auch bei Schluckbeschwerden, oft im späten Stadium der Demenz, kann die Logopädie helfen, den Schluckakt so lange wie möglich aufrechtzuerhalten.

Die Psychotherapie eignet sich vor allem am Krankheitsbeginn und bei Depressionen. Gespräche mit Therapeuten oder Psychologen helfen, mit Gefühlen wie Verunsicherung, Wut und Angst umzugehen. Auch Angehörige profitieren von einer Psychotherapie.

Die Musiktherapie wirkt sich auf das Wohlbefinden und die Lebensqualität aus. Durch gemeinsames Singen, Musizieren oder Tanzen können Verhaltensstörungen reduziert werden. Musik hat sich auch bei Ängsten und innerer Unruhe bewährt – auch im späteren Stadium.

Die Erinnerungstherapie nutzt das Langzeitgedächtnis. Therapeuten oder Psychologen verwenden häufig Fotos, Gegenstände oder Musik aus der Vergangenheit des Menschen mit Demenz, um schöne Erinnerungen wiederaufleben zu lassen. Dies stärkt das Wohlbefinden und verbessert die Kommunikation und Lebensqualität.

Die Kunsttherapie wird im leichten und mittleren Stadium eingesetzt. Dabei sollen Bilder gezeichnet oder Gegenstände gestaltet werden. Dies stärkt die Kreativität, fördert aber auch die Selbstwirksamkeit und das Selbstvertrauen.

Die tiergestützte Therapie regt die Sinne und Emotionen von Menschen mit Demenz an und fördert das soziale Miteinander. Zustände wie Unruhe oder Aggressionen können gelindert werden. Häufig kommen Therapiehunde zum Einsatz, aber auch Pferde, Esel, Kaninchen oder Meerschweinchen sind tierische Therapeuten.

Sensorische Therapien werden häufig im mittleren und späten Stadium eingesetzt. Reize wie Tast- und Spürerfahrungen, Geschmacks- und Geruchserlebnisse helfen den Betroffenen, eine Verbindung aufzubauen und ihren Körper zu spüren. Ziel ist es, die Sinne anzuregen und ein Wohlgefühl zu vermitteln. Duft- und Aromastoffe werden gezielt eingesetzt, um Unruhe und Aggressionen zu reduzieren.

Gesprächsgruppen eignen sich sowohl für Menschen mit Demenz als auch für Angehörige. Weil alle in einer ähnlichen Situation sind, fällt es leichter, von den Erfahrungen mit der Demenzerkrankung zu sprechen. Im Gespräch – teils unter Leitung einer geschulten Person – können sich Betroffene und Angehörige über ihre Situation und die Herausforderungen austauschen. Das Miteinander in der Gruppe stärkt das Selbstbewusstsein. Zugleich kann man von den Erfahrungen anderer lernen.

Welche der dargestellten Therapien infrage kommen, ist individuell verschieden und hängt von den persönlichen Vorlieben und Erfahrungen ab. Die Gestaltung des Alltags spielt eine mindestens ebenso große Rolle und beeinflusst das Leben mit Demenz.

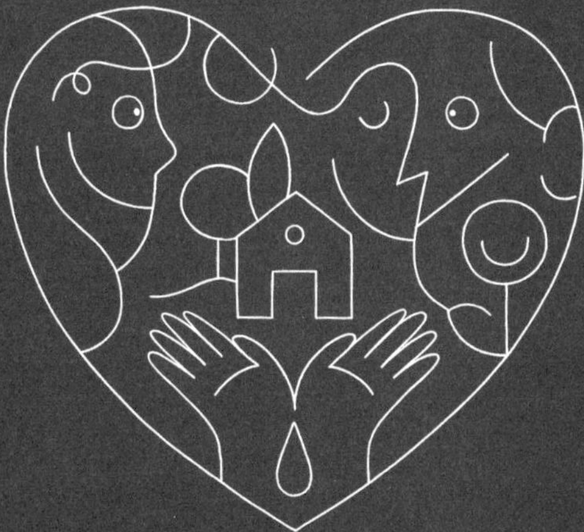

2

Ein gutes Miteinander

EINEN GEMEINSAMEN WEG FINDEN

Ist jetzt alles vorbei?

Jeder geht mit der Diagnose Demenz anders um. Für manche bringt sie Erleichterung, weil sie dadurch Gewissheit haben, was hinter der Vergesslichkeit oder den anderen Schwierigkeiten im Alltag steckt. Andere hingegen fühlen sich, als ob sie in ein schwarzes Loch fallen, und spüren Angst und Panik. Manche empfinden beides: die Dankbarkeit über die Gewissheit und gleichzeitig die Sorge über die Zukunft.

Viele Menschen reagieren mit einem Schock, wenn bei einem nahen Angehörigen eine Demenz diagnostiziert wird. Selbst wenn die Symptome schon seit Langem offensichtlich waren und der Verdacht auf eine demenzielle Erkrankung im Raum stand, so bringt die Bestätigung doch oftmals Sorgen und Ängste mit sich, sowohl für den Betroffenen als auch für die Angehörigen. Wie der Alltag mit der Demenz weitergehen wird, ist ungewiss. Der Gedanke an die zunehmende Pflegebedürftigkeit macht Angst. Viele Fragen kommen auf: Wie schnell schreitet die Krankheit voran? Was, wenn mein Angehöriger mich nicht mehr erkennt? Ist jetzt alles vorbei?

Nein, es ist nicht alles vorbei. Aber, es wird sich vieles ändern. Und keiner kann Ihnen zu Beginn sagen, wie dieser Weg, den Sie mit Ihrem Angehörigen gehen, genau verlau-

> **DER PERSÖNLICHE BLICK**
>
> *„Du musst auch Offenheit zeigen und bereit sein, Hilfe anzunehmen. Ohne das geht es nicht.*
>
> **LEO BENI STEINAUER**
> lebt mit der Diagnose Lewy-Body-Demenz (aus: „Herausforderung angenommen! Unser neues Leben mit Demenz", Hogrefe Verlag)

fen wird. Möglicherweise liegt er voller Stolpersteine und jeder Schritt wird zur Herausforderung. Mit viel Wissen und guter Unterstützung wird es Ihnen besser gelingen, diesen Weg gut zu meistern.

Einige hilfreiche Gedanken vorab

Im vorigen Kapitel haben Sie erfahren, welche Veränderungen eine Demenzerkrankung mit sich bringen kann und welche Behandlungsmöglichkeiten es gibt. Sie sollten dabei immer im Kopf behalten, dass diese Veränderungen nicht von heute auf morgen geschehen. Es ist nicht so, dass Ihr Angehöriger nach der Diagnose von einem Tag auf den anderen alles vergisst oder sich komplett verändert. Diese Entwicklungen laufen über einen oftmals langen Zeitraum und nicht alle Beschwerden zeigen sich bei jedem Betroffenen. Zu wissen, dass einem Zeit bleibt und man diese gemeinsam gestalten kann, ist für viele Menschen ein hilfreicher Gedanke.

Der zweite Gedanke, der Ihnen helfen kann: Auch mit der Demenz ist ein zufriedenes Leben möglich. In den Köpfen vieler Menschen herrscht die Vorstellung, dass Menschen mit Demenz ein schlechtes Leben haben.

Untersuchungen zeigen, dass Menschen mit Demenz ihre Lebensqualität deutlich höher einschätzen, als Angehörige dies bewerten. Die Vergesslichkeit spielt dabei keine große Rolle. Die Einschätzung der Angehörigen hängt sehr davon ab, wie belastet sie selbst durch die Pflege sind. Wer eng mit dem Menschen mit Demenz zusammenlebt und im Pflege-Alltag stark eingespannt ist, schätzt die Lebensqualität niedriger ein als Personen, die nur selten da sind. Das zeigt, dass es in dem Fall weniger um den Menschen mit Demenz geht, sondern um den Angehörigen, und wie wichtig es ist, auf die eigene Belastung zu achten (siehe Seite 51). Angehörige können sehr viel beitragen, dass es den Betroffenen lange gut geht, etwa durch eine angepasste Kommunikation

AUS DEM LEBEN

ZEIT, ZU REDEN

Der 73-jährige Robert kümmert sich um seine Frau Beata, die vor Kurzem die Diagnose Alzheimer bekommen hat. Die ersten Anzeichen hat er vor zwei Jahren bemerkt. Beata sagte immer wieder, dass sie Löcher im Kopf hat. Als sie die Diagnose bekam, war es gleichzeitig Erlösung und Angst. Robert fühlt sich oft traurig. Mit Beata konnte er früher über seine Sorgen sprechen, nun aber hält er seine Gefühle vor ihr zurück. „Ich möchte sie nicht noch mehr belasten", sagt Robert. Er fühlt sich deshalb oft allein. Bei der Pflegeberatung gibt ihm der Berater die Adresse einer Selbsthilfegruppe. „Ich und eine Selbsthilfegruppe?" Robert kann sich das nicht vorstellen. Aber er hat konkrete Fragen zum Pflegegrad und wendet sich an den Leiter der Selbsthilfegruppe. Beim nächsten Termin geht er dorthin. Er hört zunächst nur zu, aber als er dann erzählt, merkt er, wie gut es tut, die Sorgen loslassen zu können. Eine Teilnehmerin erzählt ihm von einem neuen Café, das am See eröffnet hat. Am nächsten Tag ist schönes Wetter und Robert beschließt, mit Beata dorthin einen Spaziergang zu unternehmen. Die beiden verbringen einen schönen Nachmittag. Robert merkt, dass ihm die Gruppe gut getan hat, und beschließt, nächsten Monat wieder dorthin zu gehen.

und die Gestaltung des Alltags. Mehr dazu im dritten Kapitel. Der dritte Gedanke, den Sie sich am besten immer wieder bewusst machen: Sie sind nicht allein. 1,8 Millionen Menschen leben allein in Deutschland mit der Diagnose Demenz – und mit ihnen ihre Familien, ihre Freunde und ihre Bekannten. Demenz ist ein Thema, mit dem viele Menschen Erfahrungen machen oder gemacht haben. Nutzen Sie dies und tauschen Sie sich mit anderen darüber aus. Sie müssen da nicht allein durch!

MINI-ÜBUNG

Wenn Sie von negativen Gedanken und Gefühlen überwältigt werden, können Atem- oder Entspannungstechniken helfen, besser damit umzugehen. Eine Methode ist die Wasserfall-Übung.

SO GEHT'S: Stellen Sie sich vor, Sie würden unter einem großen Wasserfall stehen. All die negativen Gedanken oder Gefühle prasseln auf Sie ein und reißen Sie beinahe mit. Treten Sie einen Schritt nach hinten. Nun sehen Sie, wie die Gedanken vor Ihnen hinunterfließen. Atmen Sie langsam und ruhig und beobachten Sie die Gedanken, die einer nach dem anderen vor Ihnen hinabfallen: Welche Gedanken sehen Sie? Was wollen sie Ihnen sagen? Warum treten sie genau jetzt auf?

Rückzug ist der falsche Weg

Nach der Diagnose Demenz ziehen sich viele Betroffene und Angehörige zurück, so wie eine Schnecke sich in ihrem Schneckenhäuschen versteckt, wenn Gefahr droht. Was auf den ersten Blick wie eine gute Bewältigungsstrategie erscheinen mag, ist es aber selten. Wer sich in sein Schneckenhaus zurückzieht, muss mit den Aufgaben und Belastungen allein klarkommen. Einfacher wird es hingegen meist, wenn man nicht allein bleibt. Was fast allen Menschen mit Demenz und ihren Angehörigen hilft: weiterhin am Leben teilzuhaben, sich mit anderen auszutauschen und gegenseitig zu unterstützen. Damit das gelingen kann, ist es nötig, die Demenz anzunehmen. Viele Menschen durchlaufen dabei einen Veränderungsprozess mit Höhen und Tiefen, der einem Trauerprozess ähnelt. Die Diagnose führt zu einer schmerzhaften Erkenntnis. Die Vernunft sagt vielleicht „Das kann doch nicht sein, er ist doch so jung." Man zweifelt an der Diagnose, will sie nicht wahrhaben. Oder man bemüht sich um Maßnahmen und tut alles Mögliche in der Hoffnung, dass es doch nicht so schlimm werden möge. Doch die zunehmenden Herausforderungen im Alltag machen deutlich, dass die Erkrankung voranschreitet. Emotionen wie Wut, Trauer oder Verzweiflung können aufkommen. All das gehört zum Prozess des Annehmens. Gerade das intensive Erleben der eigenen Gefühle ermöglicht es häufig, sich auf die Demenz einzulassen und sie anzunehmen.

Das muss jedoch nicht bedeuten, dass Sie die Diagnose „gut finden" müssen. Aber Sie können Ihre Kraft und Energie auf etwas lenken, das Sie gestalten können. Gegen die Krankheit anzukämpfen hilft Ihnen und Ihrem Angehörigen nicht. Sie helfen ihm viel mehr, wenn Sie genau hinschauen, welche Bedürfnisse auftauchen und wie Sie diese erfüllen können.

Die Krankheit annehmen und darüber sprechen

Werden Sie kreativ, um Lösungen für ein gutes Leben mit Ihrem Angehörigen zu finden. Welche das sind, das kann Ihnen niemand vorab sagen, denn es hängt von jedem Menschen ganz persönlich ab. Seien Sie geduldig mit sich. Dabei hilft Ihnen viel Wissen, aber auch ein Blick auf die eigenen Vorlieben und Erfahrungen. In Kapitel 3 bekommen Sie viele praktische Tipps, um den Alltag besser zu gestalten.

Die Krankheit anzunehmen ist eine Aufgabe, die Angehörige von Menschen mit Demenz immer wieder bewältigen müssen, denn die Symptome verändern sich. Immer wieder neu heißt es Abschied nehmen, loslassen und sich anpassen an die Veränderungen. Doch genauso kommen auch neue Erfahrungen und Fähigkeiten dazu, oft Details, wie etwa das intensivere Gespür für Musik oder die pure Freude beim Erdbeerkuchenessen. Es lohnt sich, den Blick für die kleinen Veränderungen zu schärfen und die Perspektive zu weiten. Trotz vieler trauriger Momente bleibt Raum für positive Erlebnisse, für Lachen und Freude miteinander.

Angehörige machen durch das Erleben mit der Demenzerkrankung einen Lernprozess durch. Wer sich öffnet, schafft die beste Grundlage dafür, sich Wissen anzueignen und den eigenen Weg gut zu gestalten. Für Menschen mit Demenz spielen gute Begleiter eine wichtige Rolle, denn sie sind immer mehr auf Hilfe angewiesen.

Zum Prozess des Annehmens gehört es auch, dass Sie andere Menschen von der Erkrankung in Kenntnis setzen – natürlich sollte dabei der Wille des Betroffenen immer gewahrt bleiben. Über die Diagnose zu sprechen ist für viele Angehörige extrem hilfreich. Leicht fällt es den wenigsten. Überlegen Sie sich, wem Sie es als Erstes mitteilen möchten. Das sind oft vertraute Menschen, denen Sie in einem Gespräch von der Diagnose berichten. Schritt für Schritt können Sie weitere Familienangehörige, Freunde oder Bekannte informieren.

Sie können sich in einer Beratungsstelle oder Angehörigengruppe Unterstützung holen. Angehörige berichten, dass ihnen die Offenheit guttut und sie auf Verständnis treffen. Wenn andere Menschen im Umfeld Bescheid wissen, ist die Bereitschaft zum Helfen oft größer. Menschen mit Demenz möchten normal weiterleben und am Alltag teilhaben.

Die Rollen neu gestalten

Die Diagnose Demenz verändert häufig das Miteinander: in der Familie, in der Partnerschaft, im Freundeskreis, im Beruf. Manches wandelt sich plötzlich. Wer noch berufstätig war, steigt mit der Diagnose meist aus dem Berufsleben aus – der Kontakt zu Kollegen fällt häufig weg. Das allein ist schon eine große Umstellung im Alltag und für viele Menschen ein Verlust, den es zu verarbeiten gilt. Andere Entwicklungen laufen eher leise und unbemerkt über einen langen Zeitraum ab, etwa weil sich Freunde und Bekannte nach und nach zurückziehen. Die Veränderungen und Beeinträchtigungen im Sozialen sind für Menschen mit Demenz und ihre Angehörigen oft schwerer zu verarbeiten als die körperlichen Beeinträchtigungen. Es kann wehtun, wenn sich lieb gewonnene Menschen zurückziehen – das rüttelt am eigenen Selbstwertgefühl.

Wenn jemand die Diagnose Demenz bekommt, dann beeinflusst das auch die Angehörigen und bringt das gewohnte Familiengefüge ins Wanken. Die Bedürfnisse ändern sich. Da ist beispielsweise die Mutter, die zeit ihres Lebens Entscheidungen allein und selbstsicher gefällt hat und die nun zunehmend auf andere angewiesen ist. Oder da ist der Partner, der stets zugewandt war, aber jetzt antriebslos und gleichgültig reagiert. Wenn ein Angehöriger sich immer mehr verändert und Verhaltensweisen zeigt, die fremd sind, beeinflusst das die Beziehung, die man zueinander hat. Wie kann es gelingen, damit umzugehen? Dafür gibt es kein Patentrezept, denn zu verschieden sind die Demenzerkrankungen, zu verschieden die Menschen und das soziale Gefüge, in dem sie leben.

Neue Rolle wahrnehmen – Grenzen definieren

Es ist sehr hilfreich, wenn Familienangehörige weiterhin Zeit miteinander verbringen, am besten einzeln, da jeder eine individuelle Bindung mit dem erkrankten Menschen hat. So hat die Ehefrau oder Partnerin eine andere Beziehung zum Erkrankten als der Sohn oder die Schwester. Für jeden gilt, sich von dem zu lösen, was war. Sich vielleicht von Wünschen und Plänen zu verabschieden und sich gemeinsam auf das Neue einzulassen. Wenn man Zeit nur zu zweit verbringt, gelingt es besser, die neuen Rollen wahrzunehmen und die Beziehung zu gestalten.

Wer einen Menschen mit Demenz begleitet, übernimmt nach und nach mehr Aufgaben und Zuständigkeiten. Dies kann ganz ohne Probleme ablaufen, aber es kann auch zu Diskussionen und Reibereien führen, etwa wenn sich das Eltern-Kind-Verhältnis verändert. Einerseits übernimmt das Kind oder die Kinder zunehmend Verantwortung für den Vater oder die Mutter mit Demenz. Andererseits bleibt das Gefühl, noch immer das Kind der Eltern zu sein. Gerade wenn kindliche Erwartungen oder das elterliche Verantwortungsgefühl mitschwingen, kann das emotional herausfordernd werden. Viele Menschen übernehmen die Begleitung und Pflege ihres Angehörigen gern und selbstverständlich,

MINI-ÜBUNG

Schreiben Sie einen Brief an sich selbst, so wie Sie ihn einer lieben Freundin schreiben würden. Die Außenperspektive einzunehmen unterstützt Sie dabei, die eigene Position und Ihre neue Rolle klarer zu erkennen.

Orientieren Sie sich an folgenden Fragen:

- Welche Aufgaben übernehme ich?
- Wie geht es mir damit?
- Welche Hoffnungen, Erwartungen oder Ängste begleiten mich?
- Was macht es schwer für mich?
- Was gibt mir Kraft und macht es leicht?
- Wer könnte welche Aufgaben übernehmen?

Der Brief könnte so aussehen: „Liebe Petra, jeden Abend gehst du ins Nachbarhaus zu deinem Vater, bereitest ihm das Abendessen zu und isst mit ihm. Du weißt, dass er in der Küche nicht mehr allein zurechtkommt, und möchtest ihm helfen. Du genießt die Zeit mit ihm, aber manchmal hättest du einfach gern einen freien Abend, um mal ins Kino zu gehen oder faul auf der Couch zu liegen. Wie wäre es, wenn du mit deiner Schwester, die bislang nur ab und an am Wochenende vorbeischaut, darüber sprichst und sie einen Tag in der Woche fest übernimmt? Oder die Nachbarin lädt den Papa zum Essen ein?"

allerdings ohne sich über ihre Rolle Gedanken zu machen und ohne über die Erwartungen und Hoffnungen, die oft mitschwingen, zu sprechen. Da übernimmt eine Tochter möglicherweise die Betreuung und Pflege der Mutter mit Demenz, weil sie am nächsten bei der Mutter wohnt und das Gefühl hat, die Mutter erwartet es. Zugleich bedeutet es für sie eine große Belastung und führt zu Überforderung, weil sie meint, sich um alles allein kümmern zu müssen. Möglicherweise erwartet die Mutter das ja auch gar nicht und möchte nicht, dass ihre Tochter sich überfordert? Besser ist es, sich über die eigene Rolle, Wünsche und Grenzen klar zu werden. Die Aufgabe der Neupositionierung muss jeder ein Stück weit für sich allein übernehmen und sich fragen: Wo stehe ich? Was erfordert die Situation? Was kann ich beitragen? Wo liegen meine Grenzen? Ein Innehalten und Reflektieren hilft, um sich über die eigene Rolle klar zu werden.

Rollentausch als Chance

In einem zweiten Schritt sollte man sich mit dem betroffenen Umfeld besprechen. Eine Demenzdiagnose kann auch die Chance sein, die Rollen zu verändern und Zuständigkeiten neu zu verteilen. Es hilft, sich über die eigene Rolle klar zu sein und in der Familie offen zu besprechen, wer welche Verantwortungen übernimmt und wie man in die Betreuung oder in die Pflege eingebunden ist. Ideal ist eine Art Familientreffen, bei dem es gelingt, solche Themen zu besprechen: Welche Aufgaben liegen an? Wer kann sie übernehmen? Wer kann sie nicht übernehmen?

Tauschen Sie sich aus und werden Sie kreativ, um Lösungen zu finden. Demenzerkrankungen sind immer im Wandel – entsprechend hilfreich ist es, immer wieder das Rollengeflecht anzuschauen und bei Bedarf anzupassen. Nur weil Sie einmal gesagt haben, dass Sie pflegen möchten, bedeutet das nicht, dass Sie dies für immer tun wollen. Wichtig ist, dies zu kommunizieren. Wenn man darüber spricht, tut man bereits den ersten wichtigen Schritt – und weitere ergeben sich häufig wie von allein.

Typisch für Demenzerkrankungen sind die schleichenden Veränderungen. Das ist einerseits gut, weil man dadurch Zeit hat, sich anzupassen und dazuzulernen. Es ist wie auf einem Weg, der nach und nach steiniger wird. Beim ersten Geröll rutscht man aus, aber mit der Zeit lernt man, auf den Weg zu schauen, und setzt die Füße vorsichtiger

AUS DEM LEBEN

GEMEINSAM LÖSUNGEN SUCHEN

Als ihre Mutter Ina die Diagnose Alzheimer erhält, ist es für die beiden Schwestern Lian und Nalaa ein Schock. Für beide ist klar, dass sie für ihre Mutter da sein möchten, aber sie haben vor Kurzem ein gemeinsames Modegeschäft gestartet. Lian und Nalaa haben sich zusammengesetzt, alle Aufgaben gesammelt und dann beschlossen, dass es am einfachsten ist, wenn sich eine um die Organisation und die Finanzen kümmert und die andere ums Kochen und die praktischen Dinge im Haushalt. Sie beschließen, ihre Mutter in das Modegeschäft zu integrieren, und nehmen sie nun jeden Tag mit ins Büro. Ina hilft tagsüber bei einfachen Aufgaben wie Kleidung auf die Bügel hängen, Blätter sortieren, Kuverts zukleben. Ihr tut die Arbeit gut, weil sie spürt, dass sie gebraucht wird. Lian und Nalaa haben sich schon immer als Familienmenschen gefühlt. Die Krankheit hat sie noch enger zusammengebracht. Und doch knallt es manchmal – und dann setzen sie sich zusammen und sagen, was funktioniert und was nicht. Der Alltag funktioniert, weil sie sich so gut aufeinander verlassen können.

auf, damit man nicht ausrutscht oder umknickt. Vielleicht wählt man auch passendere Schuhe für diese Wanderung. Andererseits bergen diese schleichenden Veränderungen auch die Gefahr, dass sie nicht in vollem Umfang gesehen werden. Heben Sie immer mal wieder den Blick, weg vom Weg, auf dem Sie mit Ihrem Angehörigen unterwegs sind, und schauen Sie auf sich und Ihre Rolle in diesem Gefüge.

Gerade wenn ein lieb gewonnener Mensch sich stark verändert, kann das eigene Selbstwertgefühl leiden. Beispielsweise möchten Sie mit Ihrer Mutter einkaufen gehen. Sie findet ihren Geldbeutel nicht mehr, sucht ihn aufgeregt und zunehmend verzweifelt. Sie verdächtigt plötzlich Sie und sagt: „Du hast mir meinen Geldbeutel gestohlen." Solche Anschuldigungen sind verletzend. Wenn Sie nun gekränkt reagieren und vielleicht anfangen zu argumentieren, werden Sie wenig Erfolg haben. Es kann dazu führen, dass die Situation eskaliert. Bleiben Sie ruhig und beruhigen Sie Ihren Angehörigen. Menschen mit Demenz können sich zeitlich und räumlich nicht mehr so gut orientieren, die Welt um sie herum wird für sie fremd. Das verunsichert sie und macht Angst. Sie brauchen Menschen, die ihnen Halt, Orientierung und Sicherheit geben. Atmen Sie in solch schwierigen Momenten tief durch und akzeptieren Sie, dass dies die Krankheit ist und kein böser Wille.

Zwischen Fürsorge und Erhalt der Selbstständigkeit

Für Ihren Angehörigen sind Sie ein wichtiger Anker. Diese Rolle kann Sie verunsichern. Es kann passieren, dass Sie Aufgaben und Verantwortungen übernehmen, weil Sie etwas Gutes tun und unterstützen wollen. Möglicherweise handelt man damit aber auch vorschnell oder übergriffig.

Bedenken Sie: Menschen mit Demenz wollen so viel wie möglich „Normalität" und entsprechend auch „normal" behandelt werden. Das Helfen kann zu einer Gratwanderung werden zwischen Fürsorge und dem Respektieren der Selbstständigkeit. Es ist gut, wenn Sie Ihren Angehörigen so lange wie möglich selbst Entscheidungen treffen lassen und ihm eine Teilhabe am Leben ermöglichen.

Sie können Ihre neue Rolle besser bewältigen, wenn Sie sich informieren. Sie können Ratgeber und Erfahrungsberichte lesen. Nehmen Sie auch die Möglichkeiten zum persönlichen Austausch wahr und vernetzen Sie sich mit anderen Angehörigen. Es liegt an Ihnen, sich an die Welt des Menschen mit Demenz anzupassen und zu lernen, wie sie ihm dort begegnen können.

Wenn aus einer Liebes- eine Pflegebeziehung wird

Gerade in einer Partnerschaft fallen die Veränderungen oft schwer. Aus einer Liebesbeziehung wird auch eine Pflegebeziehung. Wenn der Partner sich in die Welt der Demenz verabschiedet, fehlt vielen der vertraute Gesprächspartner. Der geliebte Partner verändert sich und es steht an, sich von der bisherigen Beziehung ein Stück weit zu lösen und sich für etwas Neues zu öffnen. Für Ihren Angehörigen ist es hilfreich, wenn Sie sich auch nach außen öffnen. Partnern fällt es häufig schwer, über ihren Angehörigen und die Herausforderungen zu reden, weil sie sich fühlen, als würden sie illoyal handeln. Und nun? Suchen Sie sich einen Vertrauten, mit dem Sie reden können. Das kann eine gute Freundin oder die Schwester sein, aber auch eine Beratungsstelle für pflegende Angehörige oder eine Angehörigengruppe (siehe dazu auch Kapitel 4).

Schwere Gedanken und Gefühle sollten Sie nicht verstecken, sondern es ist wichtig, ihnen einen geschützten Raum zu ermöglichen. Gefühle sind wie Boten und weisen auf etwas hin. Immerzu traurig und wütend zu sein kann darauf hindeuten, dass man mit der aktuellen Situation überfordert ist – und das spürt in der Regel auch Ihr Angehöriger. Denn Menschen mit Demenz haben ein feines Gespür für Emotionen. Denken Sie daran: Wenn Sie über Ihre Belastungen und Herausforderungen sprechen, helfen Sie vor allem auch Ihrem erkrankten Angehörigen.

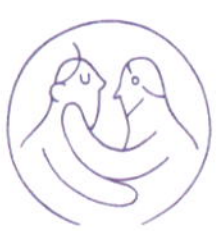

Fürsorge ist auch Selbstfürsorge

Für andere da zu sein, sich zu kümmern und zu pflegen, das ist eine durch und durch menschliche Eigenschaft und das Gefüge, das nicht nur Familien, sondern auch Gesellschaften zusammenhält. Wir Menschen sind soziale Wesen, und das ist gut so. Doch zugleich kann sich das Betreuen und Pflegen als eine Falle entpuppen. Sich um jemanden zu kümmern kostet Kraft. Viele pflegende Angehörige fühlen sich stark belastet und sind gestresst. Das schadet auf lange Sicht auch der eigenen Gesundheit, denn bei anhaltendem Stress produziert der Körper vermehrt das Hormon Cortisol. Ein erhöhter Cortisolspiegel geht oft mit Bluthochdruck, Depression und Herz-Kreislauf-Erkrankungen einher, allesamt ernst zu nehmende gesundheitliche Beeinträchtigungen.

Zudem sind es Risikofaktoren, um selbst eine Demenz zu entwickeln. Häufig berichten pflegende Angehörige von Schlafstörungen. Auch die sind gesundheitsschädlich. Wer lange wach liegt und dauerhaft zu wenig schläft (weniger als sechs Stunden pro Nacht), erkrankt häufiger an einer Demenz, so haben Studien gezeigt. Am besten ist es, von Anfang an bei Belastungen gegenzusteuern. Gerade die ers-

MÖGLICHE ANZEICHEN VON ÜBERLASTUNG

- Sie können dauerhaft nicht einschlafen oder wachen nachts auf und haben Probleme durchzuschlafen.
- Sie haben körperliche Probleme, etwa Kopfweh oder Rückenschmerzen.
- Sie sind innerlich unruhig, fühlen sich ängstlich und besorgt.
- Wenn etwas nicht gelingt oder es zu Planänderungen kommt, reagieren Sie gereizt oder aggressiv und werden laut.
- Ihre Gedanken kreisen permanent um bestimmte Fragen und Gedanken.
- Sie ziehen sich aus Ihrem gewohnten Umfeld zurück, treffen keine Freunde mehr, vernachlässigen Hobbys.
- Sie haben Probleme, wenn Sie Entscheidungen treffen müssen. Sie fühlen sich überfordert.
- Es fällt Ihnen schwer, sich zu konzentrieren und zum Beispiel in Ruhe ein Buch zu lesen, obwohl sie das früher immer gemacht haben.
- Sie sind ständig in Bewegung, sprechen schnell, ihre Finger trommeln, Sie unterbrechen andere und können nicht auf sie eingehen.
- Sie nutzen Alkohol oder Medikamente (oder andere Drogen) zur Beruhigung.
- Sie essen weniger, haben kaum Appetit und haben stark abgenommen – oder Sie essen zu viel und haben zugenommen.

ten Wochen und Monate nach der Diagnose stressen viele Angehörige, weil verschiedene Arzttermine anstehen und es einiges zu organisieren gibt. Dazu kommt, dass es wehtut, den Vater, die Mutter oder den Partner hilflos mit der Diagnose zu erleben.

Denken Sie auch an sich – Ihrer Gesundheit wegen

Die eigenen Bedürfnisse geraten dann aus dem Blickfeld, die eigenen Gefühle und Gedanken werden verdrängt. Das ist verständlich, aber auf lange Sicht tun pflegende Angehörige damit weder sich noch ihrem Angehörigen einen Gefallen.

Man kann sich nur um andere kümmern, wenn es einem selbst gut geht. Vielleicht schreiben Sie diesen Satz auf einen Zettel und hängen ihn an einen gut sichtbaren Ort. Denn Selbstfürsorge ist wichtig, um Fürsorge ausüben zu können. Eine Demenzerkrankung kann viele Jahre andauern. Sorgen Sie dafür, dass Sie für Ihren Angehörigen da sein können. Es ist ein wenig wie in einem Flugzeug, in dem Sie als Pilot mit Ihrem Angehörigen fliegen. Wenn Turbulenzen auftreten, legen Sie die Sauerstoffmaske auch zuerst sich selber um und helfen dann dem anderen.

Kümmern Sie sich also gut um sich. Planen Sie feste Zeiten ein, die nur Ihnen gehören und in denen Sie sich etwas Gutes tun. Lassen Sie Tränen, Zweifel, Ängste und Sorgen zu. Wenn Sie die Belastungen spüren und mitteilen können, haben Sie schon den ersten wichtigen Schritt getan. Falls Sie Überlastungszeichen (siehe Kasten linke Seite) an sich merken, sollten Sie sich Unterstützung suchen – wenn möglich, so früh es geht (siehe Kapitel 4). Wenden Sie sich an den Hausarzt, Pflegeberater oder einen Vertrauten.

Hilfreich ist es auch, wenn Sie Strategien einüben, um mit stressigen Situationen umzugehen. Das können Entspannungsverfahren wie Yoga, Tai-Chi oder Meditation sein. Sorgen Sie für eine erholsame Schlafumgebung, damit Sie nachts zur Ruhe finden und gut schlafen. Bei anhaltenden Schlafproblemen wenden Sie sich am besten an den Arzt und besprechen die Möglichkeiten. Tipps zum besseren Schlafen finden Sie auch im nächsten Kapitel ab Seite 69.

Auszeiten nehmen – Sie entscheiden, welche das sind

Es ist wichtig, dass Sie Ihre eigenen Bedürfnisse nicht auf Dauer zurückstellen und Sie sich regelmäßige Auszeiten nehmen.

AUS DEM LEBEN

URLAUB NUR FÜR MICH

Sabines Mann Dieter lebt seit acht Jahren mit der Diagnose Parkinson-Demenz. Sabine pflegt und betreut Dieter zu Hause. Er benötigt mittlerweile rund um die Uhr Unterstützung und Sabine hat sich vollkommen auf seine Bedürfnisse eingestellt. Eine kleine Pause hat sie an den zwei Tagen, an denen er in die Tagespflege geht, aber auch da gibt es viel zu organisieren und zu erledigen. Regelmäßig veranstalten Sabine und ihre vier Geschwister ein Geschwistertreffen, bei dem sie ein Wochenende gemeinsam verbringen. Bei dem letzten Treffen vor zwei Jahren hat sie Dieter mitgenommen, aber mittlerweile geht das kaum noch. Sabine ist sich sicher, dass die Reise und die fremde Umgebung ihren Mann überfordern würden. Die Tagespflege-Leiterin bietet ihr an, Dieter während der Zeit in der Kurzzeitpflege aufzunehmen. Er könnte zwei Wochen bleiben. „Auf keinen Fall“, denkt Sabine zunächst. Sie überlegt lange, ob sie das Angebot nutzen soll. Einerseits möchte sie Dieter nicht allein lassen, andererseits würde sie sehr gern ihre Geschwister sehen. Schließlich entscheidet sie sich für die Kurzzeitpflege, mit schlechtem Gewissen. Die Geschwister verbringen drei schöne Tage zusammen, tauschen sich aus, gehen spazieren. Am dritten Tag geht Sabine noch einmal allein am Strand spazieren, setzt sich ans Meer, der Wind weht durch ihre Haare und sie merkt, dass sie richtig entspannt ist. Am nächsten Tag fährt sie nach Hause. Sie freut sich darauf, Dieter abzuholen, aber sie weiß auch, dass sie sich diese Auszeit wieder nehmen wird – und dann bestimmt auch länger …

Welche das sind, das ist von Person zu Person verschieden. Sie wissen am besten, was Ihnen guttut. Für den einen ist es ein Urlaub ganz allein, für den anderen der regelmäßige Stadtbummel mit der Freundin. Tun Sie, was Ihnen Freude macht. Nicht immer müssen das große Aktivitäten sein. Es sind kleine Auszeiten im Alltag wie ein Rundgang durch den Garten, eine Tasse Kaffee trinken oder am Fenster sitzen und in die Wolken schauen. Hilfreich ist es aber, wenn Sie Ihre Entspannungsinseln verbindlich in Ihren Alltag einplanen: Sie gehen dienstags, wenn Ihr Angehöriger in der Tagespflege ist, zur Gymnastik. Und bleiben Sie weiterhin in Kontakt mit Ihren Freunden. Soziale Kontakte sind wichtig – für die eigene Psyche ist es die beste Prävention.

Wie Sie am besten mit Schuldgefühlen umgehen

Viele Angehörige leiden an Schuldgefühlen. Das kann passieren, wenn einem bei der Pflege ein Fehler unterläuft oder wenn man etwas macht, das einem später leidtut: etwa, weil man den Vater angeschrien hat, weil er zum Hundertsten Mal dieselbe Frage gestellt hat, oder man die Mutter eingesperrt hat, damit sie nicht das Haus verlässt. Es hilft, eine Entschuldigung auszusprechen und sich selbst zu hinterfragen, warum das passiert ist. Wenn dies häufiger vorkommt, ist es oft ein Zeichen von Überforderung. Welche Aufgaben sind belastend und warum? Pflegen ist nichts, was man auf Dauer allein kann, sondern eine Gemeinschaftsaufgabe. Versuchen Sie sich frühzeitig Unterstützung zu suchen. Das gilt auch für Angebote, die Sie über die Pflegeversicherung finanzieren können (siehe Kapitel 4).

Schuldgefühle können auch auftreten, obwohl Sie objektiv betrachtet nichts falsch gemacht haben und nach besten Kräften und Wissen pflegen. Die Gedanken sind rational gesehen unbegründet. Sehen Sie genau hin: Liegt es an den Erwartungen, die zu hoch sind? Möchten Sie rund um die Uhr für Ihren Angehörigen da sein und müssen noch jede Menge anderer Aufgaben und Verpflichtungen ausüben? Seien Sie so liebevoll zu sich selbst, wie Sie es zu anderen Menschen sind. Loben Sie sich für das, was Sie für Ihren Angehörigen tun. Was Sie leisten, ist nicht selbstverständlich, sondern etwas Besonderes! Halten Sie sich vor Augen, was Sie alles Gutes tun und wertschätzen Sie dies.

Helfende Hände – von Anfang an

Einer der größten Fehler, den pflegende Angehörige häufig begehen, ist zu denken, dass sie alles allein machen müssten. Oftmals stecken dahinter eher die eigenen Erwartungen und Gewohnheiten als die Notwendigkeiten. Nutzen Sie Hilfsangebote – am besten fangen Sie damit frühzeitig an.

Das können schon kleine Dinge sein. Ihr Angehöriger findet beim Spazierengehen nicht mehr nach Hause, hat aber einen großen Bewegungsdrang? Vielleicht würde sich die Nachbarin, die täglich mit ihrem Hund spazieren geht, ja über eine Begleitung freuen. Oder der Enkel liebt Opas Briefmarkensammlung? Vielleicht hätten die beiden Freude, miteinander Briefmarken zu sortieren – und Ihnen verschafft es eine Pause. In der frühen Phase einer Demenzerkrankung benötigen Menschen meist keine Pflege, sondern Anregung und Förderung und Möglichkeiten, am Leben teilzuhaben. Menschen mit Demenz möchten Teil der Gesellschaft sein, wie jeder andere Mensch auch. Was sie brauchen, sind Menschen an ihrer Seite, etwa Familienmitglieder oder aus dem Freundes- und Bekanntenkreis, die helfen, alte Hobbys fortzuführen oder vielleicht neue zu entdecken. Oftmals schlafen Beziehungen ein, weil sich Betroffene zurückziehen und Bekannte unsicher sind, wie sie mit der Situation umgehen können. Es hilft, wenn Sie die Veränderungen offen kommunizieren und konkret um Unterstützung bitten.

Nicht warten: Werden Sie selbst aktiv

Fällt es Ihnen schwer, um Hilfe zu bitten? Das geht vielen Menschen so. Sprechen Sie über die veränderte häusliche Situation und dass Sie sich Sorgen machen oder sich Unterstützung wünschen. Sie werden merken, dass das Verständnis und die Hilfsbereitschaft groß sind. Warten Sie nicht darauf, bis andere auf Sie zukommen und Hilfsangebote vorschlagen. Sie selber kennen Ihren Angehörigen am besten und wissen, woran er oder sie Freude hätte.

Falls Sie bereits wissen, was Ihnen helfen würde – prima! Sie sind unsicher und sorgen sich um Ihren Angehörigen mit Demenz, weil Sie nicht wissen, wie er darauf reagieren könnte? Fremde Menschen zu sich nach Hause zu lassen erfordert Mut und Vertrauen. Versuchen Sie, die Perspektive des anderen zu sehen. Was gewinnt Ihr erkrankter Angehöriger dazu, wenn er ein Angebot annimmt. Wie geht es Ihrem Angehörigen währenddessen? Ihr Angehöriger profitiert davon, wenn Angebote frühzeitig genutzt werden. Dann können Sie gemeinsam Dinge erleben und es gibt Ihnen die Möglichkeit, sich daran zu gewöhnen. Und auch Sie können von Anfang an Auszeiten nehmen.

Ein Netzwerk aufzubauen bedeutet auch Zeit und Kommunikation. Tauschen Sie sich innerhalb der Familie aus, wie welche Aufgaben und Zuständigkeiten verteilt werden! Häufig keimen in dem Zusammenhang alte Rollenbilder

7 PARTNER
FÜR DAS EIGENE PFLEGENETZWERK

1. Familie: Wie können sich einzelne Familienmitglieder einbringen? Wer trägt die Verantwortung? Verteilen Sie Aufgaben nach Fähigkeiten und Belastbarkeit der Einzelnen.

2. Nachbarn: Sie können eine Entlastung im Alltag sein, zum Beispiel gehen sie einmal einkaufen oder nehmen zum Spaziergang mit. Fragen Sie nach organisierter Nachbarschaftshilfe vor Ort!

3. Freunde/Bekannte: Wie können und möchten sie sich einbringen? Welche Aktivitäten können sie weiter gemeinsam ausführen?

4. Ehrenamtliche: Örtliche Verbände vermitteln Besuchsdienste oder Helfer, die Menschen mit Demenz stundenweise betreuen und die Freizeit mit ihnen gestalten. Fragen Sie in der Gemeinde, bei der regionalen Alzheimer Gesellschaft oder Wohlfahrtsverbänden nach.

5. Haushaltshilfen: Sie gehen einkaufen, waschen oder putzen. Das entlastet. Auch der Pflegedienst kann solche Dienste übernehmen.

6. Angehörigengruppen: Pflegende Angehörige tauschen in Selbsthilfegruppen wertvolles Wissen aus. Ihre Sorgen versteht hier jeder und oftmals bekommt man praktische Tipps.

7. Professionelle Angebote wie Tagespflege und Pflegedienst sind wichtige Partner im Pflegenetzwerk (siehe Kapitel 4 ab Seite 132).

und -konflikte wieder auf. Da ist die Tochter, die in der Nähe wohnt und sich täglich kümmert. Sie fühlt sich gestresst, nimmt aber dennoch jede Aufgabe bereitwillig an. Und da ist der Sohn, der in der Ferne lebt und kaum involviert ist, weil er davon ausgeht, dass alles gut läuft und er aus der Ferne ohnehin nicht pflegen könnte. Solche Unstimmigkeiten lassen sich lösen, indem man darüber spricht. Denn auch aus der Ferne kann sich der Sohn kümmern und seiner Schwester behilflich sein. Bleiben Sie offen und trauen Sie sich, Aufgaben abzugeben.

Die Zukunft gestalten

Die Diagnose Demenz fühlt sich häufig wie das Ende an, aber in den allermeisten Fällen bleibt genug Zeit. Auch wenn Sie nicht wissen, wie genau die Demenzerkrankung verlaufen wird, so werden die Fähigkeiten und Kompetenzen Ihres Angehörigen allerdings immer weiter abnehmen. Die Demenz schreitet voran und der Unterstützungsbedarf wird zunehmen. Wagen Sie den Blick in die Zukunft und tauschen Sie sich darüber mit Ihrem Angehörigen aus.

Ganz klar, es erfordert Mut und Kraft, sich diesen Themas anzunehmen, denn es wirft oft existenzielle Fragen auf, verursacht Ängste und zeigt mögliche Differenzen. Der eine möchte unbedingt bis zum Lebensende in seinem Zuhause bleiben und dort sterben, der andere will lieber in einer Gemeinschaft mit gleich Betroffenen leben. Themen wie Pflege und Pflegeheim sind für viele Menschen ein Tabu und es fällt schwer, darüber zu sprechen. Beginnen Sie am besten frühzeitig. Das gibt viel Zeit, sich in Ruhe damit auseinanderzusetzen und ohne Druck zu informieren, abzuwägen und zu entscheiden.

Fangen Sie klein an. Es fällt leichter, über das Thema Haushaltshilfe oder Tagespflege zu sprechen als über den Umzug in ein Pflegeheim oder eine Demenz-WG. Gerade

AUS DEM LEBEN

AUTO FAHREN

Wolfgang ist immer gern Auto gefahren. Auch im Berufsleben war er immer viel mit dem Auto unterwegs. Als bei ihm eine Alzheimer-Erkrankung diagnostiziert wird, rät der Arzt ihm davon ab, weiterhin Auto zu fahren. Aber Wolfgang möchte davon nichts hören. Er fühlt sich noch fit am Steuer. Seine Frau Monika entscheidet sich, ihn Auto fahren zu lassen, solange er nicht allein fährt. Sie begleitet ihn, aber merkt, dass er in stressigen Momenten, etwa wenn er überholen muss, hektisch reagiert. Wolfgang fühlt sich zusehends unsicher, aber denkt, er müsse weiterhin fahren. Denn seine Frau hat zwar einen Führerschein, aber ist in den vergangenen Jahren kaum noch Auto gefahren. Das Thema Autofahren führt zu vielen Diskussionen in der Familie. Monika entschließt sich dazu, Fahrstunden zu nehmen und in Übung zu kommen. Dann bittet sie Wolfgang, sie zu unterstützen und mit ihr das Autofahren zu üben. Wolfgang wechselt auf den Beifahrersitz, um seiner Frau zu helfen. Er ist ein aufmerksamer Beifahrer und beide sind sicher unterwegs.

wenn die Diagnose frühzeitig gestellt wurde, bleibt Ihnen Zeit, sich über Ihre Wünsche und die Ihres Angehörigen bewusst zu werden. Wer soll Verantwortung übernehmen, wenn der Angehörige mit Demenz diese nicht mehr allein tragen kann? Wer soll Entscheidungen treffen? Wie möchte er das Lebensende erleben und welche Wünsche hat er dazu? Auch Sie sollten sich gut überlegen, was es bedeutet, die Betreuung und Pflege für einen Angehörigen zu übernehmen. Informieren Sie sich, welche Aufgaben und Pflichten auf Sie zukommen.

Kein Tabuthema: Pflegeheim und andere Wohnformen

Häufig herrschen falsche Vorstellungen und Vorurteile über Pflegeheime, Wohngemeinschaften für Menschen mit Demenz und Unterstützungsleistungen. Greifen Sie konkrete

Anlässe auf, um sich zu informieren. Eine Bekannte ist ins betreute Wohnen gezogen? Oder in der Demenz-WG gibt es einen Liedernachmittag? Nutzen Sie solche Gelegenheiten oder auch Informationsveranstaltungen vor Ort. Das kann Ängste nehmen und Sie bekommen einen kleinen Einblick in den Alltag dort.

Erwarten Sie nicht, dass mit einem Gespräch oder Besuch alle Ängste genommen werden können. Es braucht Zeit, sich dem Thema anzunähern. Gut, wenn Sie frühzeitig beginnen. Jedes Gespräch ist ein kleiner Denkanstoß. Nehmen Sie Bedenken und Gefühle ernst und versuchen zu erforschen, was dahintersteckt. Wenn sich jemand gegen das Thema Pflegeheim sperrt: Ist es die Sorge, abgeschoben und vergessen zu werden? Oder ist es die Ungewissheit vor dem Neuen? Vielleicht kommen auch Erinnerungen an negative Erfahrungen wieder hoch? Versuchen Sie die Perspektive Ihres Angehörigen zu sehen.

Wer sich in der Familie über diese Themen austauscht, sorgt nicht nur selbstbestimmt vor, sondern entlastet auch Familienangehörige. Denn diese kennen die Wünsche ihres Angehörigen und können sich entsprechend danach richten, statt allein eine Entscheidung fällen zu müssen. Gerade der Umzug in ein Pflegeheim oder in eine Demenz-WG ist eine Entscheidung, die oft zu Schuldgefühlen bei den Angehörigen führt, weil sie denken, sie hätten versagt. Zu wissen, dass der Angehörige früher diesen Wunsch geäußert hat für die Zeit, in der er nicht mehr allein klarkommt, entlastet enorm. Schieben Sie das Thema nicht auf die lange Bank und informieren Sie sich über Möglichkeiten.

Gerade vor schwierigen Entscheidungen kann es zu Diskussionen kommen. Am besten gelingt es, eine Entschei-

3 DOKUMENTE,
UM SELBSTBESTIMMT VORZUSORGEN

- **Vorsorgevollmacht:** Dadurch wird eine Person als Vertreter eingesetzt. Diese kann Entscheidungen treffen, wenn man dazu krankheitsbedingt nicht mehr in der Lage ist. Banken und Behörden erkennen eine Vollmacht oft nur an, wenn die Unterschrift beglaubigt ist, etwa von einem Notar. Eine Beglaubigung ist auch bei der örtlichen Betreuungsbehörde möglich.
- **Betreuungsverfügung:** Wer keine Vorsorgevollmacht hat, hält in einer Betreuungsverfügung die Wünsche für Betreuung fest, falls das Gericht eine Betreuung anordnet. Das geschieht, wenn eine Person ihre Angelegenheiten allein nicht mehr erledigen kann. Die Betreuung wird nur für jene Angelegenheiten eingesetzt, für die sie notwendig ist (z.B. nur Bankangelegenheiten). Dabei soll im Sinne des zu Betreuenden gehandelt werden. Das Gericht kann einen Angehörigen oder Berufsbetreuer einsetzen. Der Unterschied zur Vorsorgevollmacht: Das Gericht kontrolliert den Betreuer und dieser wird nur für eine gewisse Zeit eingesetzt (zunächst für sechs Monate und jeweils verlängert).
- **Patientenverfügung:** Damit legt man vorab fest, wie man in bestimmten Situationen ärztlich behandelt werden möchte, falls man das dann nicht mehr entscheiden kann. Die Verfügung ist für Ärzte bindend. Die Wünsche sollten so konkret wie möglich festgehalten werden. Für Laien kann das schwierig sein. Auch lassen sich die Folgen von Therapien schlecht einschätzen. Eine Beratung lohnt sich daher.
Es kann hilfreich sein, persönliche Wertvorstellungen und Einstellungen zum Leben und Sterben ergänzend zu schildern. Eine Patientenverfügung muss schriftlich verfasst werden und eigenhändig mit dem Namen oder durch eine Notarin beglaubigt werden.

dung zu treffen, indem Sie die einzelnen Perspektiven der Beteiligten durchspielen und überlegen, was schlimmstenfalls und was bestenfalls passieren könnte. Wenn Sie viele Informationen gesammelt haben, können Sie leichter entscheiden. Bedenken Sie: Entscheidungen können Sie auch wieder ändern. Wenn Sie Ihre Mutter zu sich genommen haben und Sie die Pflege übernehmen wollten, aber sich zeigt, dass es nicht funktioniert und die Belastung enorm ist, können Sie eine andere Lösung finden.

Vorsorge: Wünsche schriftlich festhalten

Die Biografie eines Menschen spielt in der Begleitung und Pflege mit der Demenz eine wichtige Rolle. Die Zukunft selbstbestimmt zu gestalten bedeutet auch, einen Blick zurück in das Leben zu werfen und individuelle Vorlieben festzuhalten und andere davon in Kenntnis zu setzen. Welche Rituale sind wichtig? Welche Erfahrungen sind prägend? Welche Gegenstände haben eine große persönliche Bedeutung? Das kann etwas Simples sein, wie nachmittags Tee mit Milch zu trinken oder der Lieblingssessel mit dem blauen Samtpolster. Machen Sie für Ihren Angehörigen, aber vorsorglich auch schon für sich, eine kleine Liste mit persönlichen Vorlieben und Wünschen und hinterlegen Sie sie oder geben Sie sie einer vertrauten Person. Kümmern Sie sich außerdem frühzeitig um die rechtliche Vorsorge. So sorgen Sie dafür, dass Ihren Wünschen entsprechend gehandelt wird. Für alle Dokumente gilt: Es gibt diverse Formulare und Muster. Lassen Sie sich beraten und besprechen Sie Ihre Wünsche mit der Person, die Sie vertreten soll. Die Dokumente sollten gut auffindbar hinterlegt werden oder einer Vertrauensperson übergeben werden.

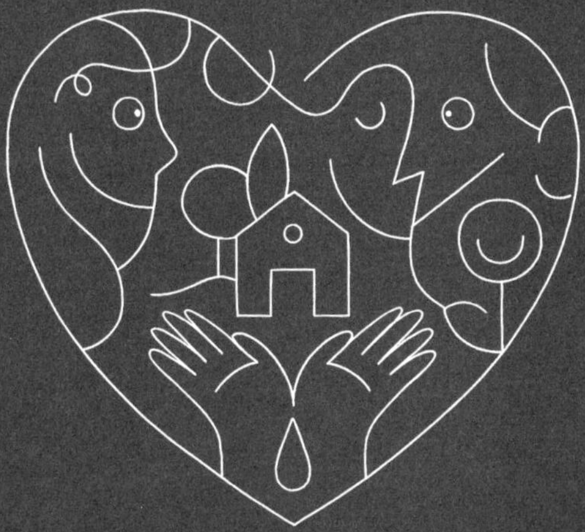

3

Praktische Tipps für den Alltag

DAS LEBEN GESTALTEN

Struktur schaffen im Alltag

Die Erinnerungslücken und Orientierungsschwierigkeiten sorgen bei vielen Menschen mit Demenz für Unsicherheit. Sie vermeiden zunehmend Situationen, in denen sie sich unwohl fühlen. Das können scheinbar einfache Dinge wie Kaffeekochen sein, aber auch größere Handlungen wie ein Ausflug an den See. Für Menschen mit Demenz ist es hilfreich, wenn sie bekannte Routinen fortführen können und Begleiter an ihrer Seite haben, die sie dabei unterstützen. Gewohnheiten und Rituale sollten so lange wie möglich beibehalten werden. Dabei geht es nicht darum, dass diese Tätigkeiten genauso gut wie früher ausgeführt werden oder zu einem bestimmten Ergebnis führen. Es kommt vor allem darauf an, dass diese Tätigkeit dem Menschen mit Demenz Freude bereitet. Vertraute und angenehme Tätigkeiten auszuführen bietet nicht nur Verlässlichkeit und Vertrauen, sondern stärkt auch das Selbstwertgefühl.

Begeben Sie sich dazu auf die Suche nach diesen stärkenden Tätigkeiten und versuchen Sie sie im Alltag zu verankern. Häufig schaut man nur auf das, was nicht mehr geht: Man nimmt die Defizite und Fehler wahr. Im Verlauf

AUS DEM LEBEN

VORMITTAGS IST ZEITUNGSZEIT

Der 72-jährige Peter lebt seit drei Jahren mit der Diagnose Frontotemporale Demenz. Er arbeitete früher als Lehrer. Die Zeitungslektüre war fester Bestandteil seines Morgens. Besonders sonntags genoss er es, bei Kaffee und Brötchen in Ruhe die Zeitung zu lesen. Er schnitt Artikel aus, um sie später im Unterricht mit seinen Schülern zu diskutieren. Durch seine Demenz ist er mittlerweile im Sprechen stark eingeschränkt und kann sich nicht mehr gut verständigen. Seine Frau Karin überlegte, ob sie die Zeitung abbestellen soll. Aber sie hat sich dagegen entschieden. Jeden Morgen frühstücken sie gemeinsam, danach setzt Peter sich in seinen Lieblingssessel am Fenster und liest Zeitung. Mitunter betrachtet er die gleiche Seite über Stunden. Karin weiß nicht, ob er versteht, was dort steht. Aber Peter wirkt sehr zufrieden, wenn er in der Zeitung liest. Er unterstreicht einzelne Wörter und Sätze. Mitunter liest er Karin sogar etwas vor. Die tägliche Zeitungslektüre gibt Peter Sicherheit und ist ein wichtiges Ritual für ihn im Alltag.

einer Demenzerkrankung werden diese immer sichtbarer. Noch vorhandene Fähigkeiten geraten oftmals aus dem Blick. Genau nach diesen aber sollten Sie fahnden und sie in den Mittelpunkt stellen. Machen Sie sie für Ihren Angehörigen zur Routine.

Feste Tagesabläufe geben Sicherheit

Ein gleich bleibender Tagesablauf gibt Menschen mit Demenz Sicherheit und unterstützt sie in ihrer Selbstständigkeit. Sie können sich besser orientieren und trauen sich, Tätigkeiten weiter selber auszuführen. Dazu benötigen sie Angehörige, die entsprechende Strukturen schaffen und ihnen diese Tätigkeiten zutrauen. Häufig passiert es, dass man Menschen mit Demenz Aufgaben abnimmt, weil man helfen möchte. Man holt selbst die Post aus dem Briefkasten, weil sie mit

DER PERSÖNLICHE BLICK

„Ich lebe jeden einzelnen Tag viel bewusster und intensiver als früher und bin zu einem empathischeren Menschen geworden.“

MERYEM YASEMINS HELENE AICHER
lebt seit 14 Jahren mit der Diagnose Frontotemporale Demenz

dem Schlüssel länger brauchen. Aber solche kleinen Aufgaben sind wichtig. Sie stärken das Selbstbewusstsein und helfen, sich im Alltag zurechtzufinden.

Durch die festen Abläufe können Sie Ihren Angehörigen auch ermutigen, komplexe Aufgaben oder neue Handlungen auszuführen. Es hilft beispielsweise enorm, eine Aufgabe in kleine Schritte zu unterteilen und gemeinsam vorzubereiten. Bei einem stufenweisen Vorgehen gelingt es besser, den Überblick über die Situation zu behalten – Gefühle wie Unsicherheit oder Angst werden vermieden.

Das können Sie auf kleine Abläufe wie Anziehen oder Haarewaschen übertragen, aber es gilt auch für größere Aktivitäten wie den Ausflug zum Kaffeeklatsch mit der Freundin. Wenn Ihr Angehöriger immer allein mit der Straßenbahn dorthin gefahren ist, können Sie ihm helfen, dies weiterhin auszuführen (sofern er dies möchte). Gehen Sie in Ruhe die Abläufe durch, notieren Sie auf einem Zettel die Abfahrtszeit, spazieren gemeinsam zur Haltestelle – seien Sie kreativ, um die Strukturen zu schaffen.

Gut für den Nachtschlaf: Rituale und Routinen

Menschen mit Demenz leben zunehmend in einer anderen Welt. Bei vielen lässt das Zeitgefühl nach und sie verwechseln Tag und Nacht und stehen beispielsweise mitten in der Nacht auf und wollen sich anziehen. Hinweise wie „Es ist doch mitten in der Nacht“ helfen Menschen mit Demenz nicht, weil sie das zeitlich nicht einordnen können. Zu versuchen, sie davon zu überzeugen und sie zum Schlafen zu überreden, bewirkt häufig eher das Gegenteil. Es verunsichert sie und lässt sie eher aggressiv reagieren. Die nächtlichen Aktivitäten stören allerdings auch Ihren Schlaf – und das kann auf Dauer zu einer echten Belastung werden.

Sie können einiges tun, um für bessere Nächte zu sorgen (siehe Infokasten auf Seite 70). Auch feste Routinen und Gewohnheiten können Menschen mit Demenz helfen, den Tag-Nacht-Rhythmus zu fördern: Sorgen Sie für eine klare Tagesstruktur mit festen Essenszeiten. Aktivitäten wie der Spaziergang oder die Gartenarbeit sollten möglichst immer zur gleichen Zeit ausgeführt werden. Dazu können Sie sich verschiedener Hilfsmittel bedienen, zum Beispiel können Sie einen Tages- oder Wochenplan mit Symbolen und Bildern im Flur anbringen und jeweils notieren, was wann erledigt wird. Auch eine Pinnwand oder ein großer Kalender sind nützlich, um wichtige Termine an einem Ort zu sammeln.

10 TIPPS
FÜR BESSERES SCHLAFEN

1 Versuchen Sie, für Ihren betroffenen Angehörigen eine feste Zeit und Routine für das Zubettgehen und Aufstehen einzuhalten. Stellen Sie den Wecker morgens immer auf dieselbe Uhrzeit.

2 Sorgen Sie tagsüber für viel Tageslicht: etwa durch genügend Aufenthalt im Freien, aber auch, indem Sie zum Beispiel den Lieblingssessel Ihres Angehörigen nahe ans Fenster stellen.

3 Schaffen Sie vor dem Zubettgehen Ruhe: kein Streit, kein Fernsehen vor dem Schlafengehen. Spannende Aktivitäten verlegt man besser auf den Vormittag. Beruhigende Musik, Massagen oder ein Bad können abends Ruhe vermitteln.

4 Vermeiden Sie Koffein ab dem späten Nachmittag. Alkohol stört den Schlaf-Wach-Rhythmus ebenfalls und kann Schlafprobleme fördern. Verzichten Sie am Abend darauf.

5 Wer friert, kann schlecht einschlafen. Sorgen Sie für Wärme am Körper, indem Sie Ihrem Angehörigen etwa dicke Socken anziehen oder eine Wärmflasche nutzen.

6 Der Raum sollte eher kühl sein. Die Temperatur im Schlafzimmer beträgt idealerweise maximal 20 Grad.

7 Manchmal stört der Urindrang beim Einschlafen. Gut, wenn man vor dem Zubettgehen noch einmal auf die Toilette geht. Ab dem frühen Abend ist es ratsam, dass Ihr Angehöriger nur noch wenig trinkt, um nächtliche Toilettengänge zu vermeiden.

8 Verhindern Sie lange Schlafphasen am Tag, wenn Ihr Angehöriger nachts schlecht schläft. Kurze Pausen oder Nickerchen (Powernaps) dürfen natürlich sein.

9 Unter Umständen können Medikamente sinnvoll sein, um nachts besser zur Ruhe zu kommen. Schlaftabletten können allerdings auch die Sturzgefahr erhöhen. Deshalb bitte nur nach Rücksprache mit dem Arzt verwenden.

10 Mitunter können Medikamente auch Schlaflosigkeit verursachen. Bei Verdacht sollten Sie mit dem behandelnden Arzt Rücksprache halten.

Wichtige Regeln, um gut zu kommunizieren

Wir Menschen sind soziale Wesen und der Austausch untereinander ist wichtig für unser Wohlbefinden. Das gilt für alle Menschen gleichermaßen, egal ob mit oder ohne Demenz. Der Austausch mit anderen Menschen spielt auch eine wichtige Rolle für das eigene Selbstwertgefühl. Im Gespräch finden wir Anerkennung, Bestätigung und Wertschätzung. Wir können einander helfen und von den Erfahrungen anderer profitieren.

Eine Demenzerkrankung jedoch kann die Kommunikation deutlich beeinträchtigen. Das hängt auch davon ab, welcher Teil des Gehirns betroffen ist, um welche Demenzform es sich handelt und wie ausgeprägt die Erkrankung ist. Menschen mit einer sprachbetonten Variante der Frontotemporalen Demenz beispielsweise können sich noch gut erinnern und orientieren. Sie sprechen jedoch nur mit großer Anstrengung und machen viele Fehler in der Grammatik und Aussprache. Menschen mit einer Alzheimer-Demenz hingegen können unter Umständen bis ins späte Stadium gut sprechen, aber die Orientierungs- und Merkfähigkeit ist stark beeinträchtigt. Mithilfe einer gezielten Therapie können Betroffene mit Sprachproblemen unterstützt werden. Der Haus- oder Facharzt kann ein Rezept für eine logopädische Behandlung ausstellen. Logopäden können die sprachlichen Einschränkungen zwar nicht aufhalten, aber sie können helfen, die Kommunikationsfähigkeit möglichst lange zu erhalten. Damit Sie im Alltag möglichst gut miteinander kommunizieren können, ist es für Sie hilfreich, sich in die Welt des Menschen mit Demenz zu begeben. Diese zehn Regeln helfen für eine bessere Verständigung miteinander:

1 Auf Augenhöhe kommunizieren

Die Grundlage jeder guten Kommunikation liegt in einem respektvollen Miteinander. Begeben Sie sich auf Augenhöhe und suchen Blickkontakt. Sitzt Ihr Gegenüber etwa im Rollstuhl, sollten Sie sich hinsetzen oder in die Hocke gehen, selbst wenn Sie nur scheinbare Kleinigkeiten mitteilen wollen. Nehmen Sie immer erst Kontakt auf, durch ein Lächeln oder freundliches Nicken, bevor Sie Ihre eigentliche Botschaft äußern. Die zugewandte Haltung schafft eine warmherzige Atmosphäre und ist die beste Grundlage, um sich auszutauschen. Seien Sie achtsam in dem Gespräch. Dazu gehört, die Stimmung und den anderen zu akzeptieren, ohne zu werten. Behandeln Sie ihn als Erwachsenen und nicht wie ein Kind.

2 Eine ruhige Umgebung schaffen

Viele Menschen mit Demenz haben Schwierigkeiten, sich zu orientieren. Dabei spielt auch das Hören eine Rolle. Wenn verschiedene Geräusche oder Klänge auf sie einströmen oder die Atmosphäre hektisch ist, können sie das Gesagte oft nicht mehr gut wahrnehmen und haben Probleme, es zu verstehen. Schaffen Sie eine ruhige Atmosphäre und reduzieren Sie störende Hintergrundgeräusche. Auch in einer Gruppe, in der mehrere Menschen sprechen, kann es Menschen mit Demenz schwerfallen, dem Gespräch zu folgen. Planen Sie Treffen an ruhigeren Orten und in kleinerem Kreis.

3 Auf einfache Sprache achten

Der Sprachschatz nimmt im Laufe einer Demenzerkrankung ab, sodass es Menschen schwerer fällt, Wörter zu verstehen. Auch Ironie können sie nicht mehr nachvollziehen. Wenn Ihr Angehöriger die erwähnten Probleme zeigt, sollten Sie auf eine einfache Wortwahl achten: „Wir essen heute Mittag Fisch“ statt „Wir könnten doch heute Mittag statt der Forelle mal das Pangasiusfilet probieren.“ Benutzen Sie kurze Sätze. Sprechen Sie nur ein Thema an, stellen Sie nur eine Frage. Viele Informationen auf einmal können den Menschen überfordern. Wenn Sie beispielsweise einen Termin haben und Ihr Angehöriger sich anziehen soll, so kommunizieren Sie dies langsam und Schritt für Schritt.

4 Das eigene Sprechtempo anpassen

Menschen mit Demenz brauchen Zeit, um das Gehörte zu verstehen. Deshalb sollten Sie nicht zu schnell sprechen. Reden Sie klar und deutlich, sodass Ihr Angehöriger das Gesagte gut wahrnehmen kann. Machen Sie Pausen und geben Sie ihm viel Zeit zum Antworten. Menschen mit Demenz benötigen länger, um auf Fragen antworten zu können.

5 Die Körpersprache beachten

Wenn wir kommunizieren, so tun wir das nicht nur mit Worten, sondern zu einem großen Teil auch mit Gesten, Mimik und Körperkontakt. Diese nonverbale Kommunikation spielt für Menschen mit Demenz eine große Rolle. Die Fähigkeit, Wörter zu verstehen, nimmt zwar ab, aber ein freundliches Nicken oder ein erstauntes Stirnrunzeln können sie sehr gut wahrnehmen. Die nonverbale Kommunikation ist auch ein Ausdruck unserer Gefühle – und Gefühle nehmen Menschen mit Demenz oft sehr lange wahr. Setzen Sie deshalb Gesten und Mimik gezielt ein oder nutzen Sie den Körperkontakt, um Ihre Aussagen zu unterstreichen. „Wir gehen jetzt los" mit einem zugewandten Nicken und einer kurzen Berührung am Arm, motiviert eher, sich auf den Weg zu machen. Wenn Menschen mit Demenz selber nicht mehr viele Wörter sagen können, so äußern sie sich doch über ihre Mimik und Gesten. Wenn jemand beim Essen das Gesicht verzieht, zeigt dies, dass etwas nicht in Ordnung ist und möglicherweise nicht schmeckt oder er beim Essen Schmerzen hat. Um die Körpersprache zu lesen, braucht es Ruhe und die Bereitschaft, sich auf den anderen einzulassen. Nehmen Sie sich diese Zeit, es lohnt sich!

6 Vorsicht bei Fragen

Fragen bringen Menschen mit Demenz häufig in eine unangenehme Situation, selbst wenn sie noch so nett gemeint sind. Denn sie merken, dass von ihnen etwas erwartet wird, aber gleichzeitig fällt das Antworten schwer, weil sie nicht wissen, was sie tun oder sagen sollen. Dies kann verunsichern und zu Frustration führen. Besonders schwierig sind offene Fragen oder Wissensfragen. Auch Warum-Fragen können schnell frustrieren. Stellen Sie keine Fragen, die das Gedächtnis überfordern könnten („Seit wann ...?" oder „Wie viele ...?"). Besser als offene Fragen sind Entscheidungs-Fragen. Statt beim Frühstück zu fragen: „Was möchtest du

AUS DEM LEBEN

WER HAT DIE UHR GESTOHLEN?

Helga und ihr Mann Ludwig sind bei Freunden eingeladen. Helga lebt mit einer Demenz in der Frühphase. Sie ist unruhig und angespannt, weil sie gleich das Haus verlassen und sie nicht genau weiß, was auf sie zukommt. Sie möchte sich ordentlich anziehen mit allem, was dazugehört, auch ihre Armbanduhr. Ludwig wartet bereits. „Bist du endlich so weit?", fragt er. „Ich hole nur noch meine Uhr", antwortet Helga. Aber sie kann ihre Uhr nicht finden. Ludwig antwortet deutlich genervt: „Du brauchst doch keine Uhr." Helga spürt den Ton in seiner Stimme und fühlt sich angegriffen. „Hast du meine Uhr genommen?", fragt sie ihn aufgebracht. Ludwig reagiert gereizt: „Was soll ich denn mit deiner Uhr?" Petra spürt Ludwigs Reaktion und denkt, dass er die Uhr versteckt hat, aber es nicht zugeben will. „Gib mir sofort meine Uhr!", fordert sie. „Warum sollte ich denn deine Uhr wegnehmen?", wehrt sich Ludwig. Unter großen Diskussionen verlassen sie schließlich das Haus. Helga fühlt sich unwohl und ist den ganzen Abend sehr still und in sich gekehrt. Sie fühlt sich von Ludwig allein gelassen. Ludwig fühlt sich auch unwohl und er ist enttäuscht von sich. Er nimmt sich vor, beim nächsten Mal nicht wieder zu diskutieren, sondern Helga abzulenken.

essen?", formulieren Sie besser: „Möchtest du Käse oder Marmelade?" Bieten Sie schon eine Vorauswahl an: Das hilft Menschen mit Demenz, weil sie sich nur noch entscheiden müssen. Gleichzeitig kann es guttun, weil sie selbst weiter Entscheidungen treffen können.

7 Nicht widersprechen

In der Frühphase der Demenzerkrankung erleben die Betroffenen enorm viele Frustrationen – über den ganzen Tag. Typische Frustmomente entstehen zum Beispiel, wenn Ihr Angehöriger beim Sprechen verbessert wird. Wenn er etwa ein Wort falsch benutzt hat oder etwas erzählt hat, das so nicht stimmt. Vermeiden Sie, wenn möglich, Kritik und korrigieren Sie seine Aussagen nicht. Achten Sie dabei auch auf Ihre Mimik und Gestik, denn die zeigt oft sehr deutlich, wenn Menschen gegenteiliger Meinung sind. Konfrontieren Sie Ihren Angehörigen nicht mit solchen Einschätzungen oder Urteilen. In unserer Kommunikation spielt es zwar eine große Rolle, ob etwas richtig oder falsch ist. Bei einer Erkrankung wie Demenz aber verliert dieser Umstand an Bedeutung, denn Menschen mit Demenz leben in ihrer Welt und in ihrer Wahrnehmung ist alles richtig.

8 Nicht diskutieren

Diskussionen sollten Sie möglichst vermeiden und nicht versuchen, rational zu argumentieren. Aussagen wie „Aber du weißt doch …“ oder „Nein, das war ganz anders …“ wirken wie eine Kritik und verunsichern Menschen mit Demenz. Diskussionen können schnell entmutigen und aggressiv machen, sowohl Sie selbst als auch Ihren Angehörigen. Halten Sie sich besser an den Ratschlag, dem Menschen mit Demenz nicht zu widersprechen oder ihn zumindest thematisch in eine andere Richtung zu lenken.

9 Verständnis und Anerkennung zeigen

Ihre Aufgabe ist es, Ihrem Angehörigen Sicherheit und Geborgenheit zu vermitteln. Das können Sie im Gespräch besonders gewährleisten, indem Sie die Aussagen Ihres Angehörigen bestätigen und wertschätzen. Das heißt nicht, dass Sie richtig finden müssen, was gesagt wird, oder sich verstellen sollen. Ganz im Gegenteil: Es ist wichtig, echt zu bleiben, denn Menschen mit Demenz spüren sehr genau, wenn Aussagen nicht ehrlich gemeint sind. Es geht vielmehr darum, seine Gefühle zu bestätigen. Dies stillt das Bedürfnis nach Sicherheit und Geborgenheit. Die Aussagen können zwar falsch oder sinnlos erscheinen, aber gehen Sie darauf ein und versuchen Sie zu ergründen, welches Bedürfnis Ihr Angehöriger Ihnen damit mitteilen möchte. Es kommt nicht auf das an, was wir als richtig oder falsch gelernt haben, sondern darauf, was der andere fühlt und braucht, und dieses Gefühl zu bestätigen. Zeigen Sie dies nicht nur mit Worten, sondern auch mit Ihrer Körpersprache und Mimik.

10 Bei aggressivem Verhalten

Schimpfen, schreien, wüten – so kommunizieren mitunter Menschen mit Demenz, wenn sie stark verärgert oder verunsichert sind. Versuchen Sie herauszufinden, woher das aggressive Verhalten und die lautstarken Äußerungen herrühren. Zeigen Sie Verständnis für solche Gefühle. Das geht gut mit Worten: „Das ist aber ärgerlich, dass der Geldbeutel weg ist." Mitunter hilft aber auch Ablenkung wie: „Komm, wir suchen mal zusammen." Manchen Menschen tut in solchen Situationen der Körperkontakt gut, Berührungen können das aggressive Verhalten aber auch verstärken. Zeigen Sie Ihr Mitgefühl. Falls Ihnen die Situation allerdings zu viel wird, sagen Sie, dass Sie kurz aus dem Zimmer gehen und gleich wiederkommen. Draußen können Sie ein paar Mal tief durchatmen, das löst die Anspannung und gibt neue Kraft für die Situation.

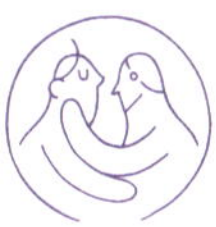

Bewegung hält fit

Menschen mit Demenz erleben durch ihre Erkrankung diverse Einschränkungen, die sich auf die Bewegung auswirken. Im Verlauf einer Demenzerkrankung nimmt die Fähigkeit, den eigenen Körper im Raum zu spüren, ab. Das kann zu Gleichgewichtsproblemen führen und erhöht das Risiko zu stürzen (was inzwischen auch Studien belegen). Manche Demenzformen (Parkinson-Demenz oder Lewy-Body-Demenz) gehen schon im frühen Stadium mit Anzeichen wie Gehunsicherheiten und Gleichgewichtsstörungen einher. Auch die Fähigkeit zum räumlichen Sehen lässt nach. Neben kognitiven Einschränkungen nehmen häufig die körperlichen Leistungen und das Reaktionsvermögen ab.

Eine Negativspirale ist häufig die Folge: Menschen mit Demenz spüren, dass sie sich nicht mehr so sicher bewegen oder Probleme bei bestimmten Tätigkeiten haben. Deshalb meiden sie diese Aktivitäten, was dazu führt, dass sie sich noch weniger bewegen. Durch die mangelnde Bewegung nehmen Kraft und Balance weiter ab – die körperlichen Einschränkungen nehmen zu. Die Unsicherheit wächst. Ein Teufelskreis – mit der Konsequenz, dass die Bewegungsfähigkeit immer stärker abnimmt und das Risiko für Stürze steigt. Stürze aber gilt es unbedingt zu vermeiden, da sie oft weitere Komplikationen zur Folge haben und die Selbstständigkeit eines Menschen stark einschränken können.

Die wichtigste Strategie, diesem Teufelskreis zu entkommen, lautet also: regelmäßig bewegen! Sorgen Sie für möglichst viel Aktivität im Alltag. Erledigen Sie zusammen mit Ihrem Angehörigen die Einkäufe und Besorgungen zu Fuß oder mit dem Fahrrad. Machen Sie einen Spaziergang zum festen Programmpunkt in Ihrem gemeinsamen Tagesablauf. Der Aufenthalt in der Natur tut auch der Seele gut und baut Stress ab. Zusätzlich können gezielte Übungen helfen, die körperliche Fitness aufrechtzuerhalten. Studien zeigen, dass durch Training bei Menschen mit Demenz die Leistungsfähigkeit bei alltäglichen Bewegungen wie Gehen, dem Aufstehen von einem Stuhl oder dem Treppensteigen deutlich verbessert werden kann. Es gibt spezielle Kurse und Trainingsprogramme für Menschen mit Demenz. Oft handelt es sich um Gruppenangebote, aber Ihr Angehöriger kann auch zu Hause üben. Drei Trainingsbereiche sind das Ziel: Muskeln kräftigen, Balance schulen und die Koordination verbessern. Auch Kleinigkeiten können die Aktivität anregen. Wer beispielsweise barfuß über eine Wiese geht, stimuliert den Wahrnehmungsreiz und verbessert so die Körperkontrolle (Menschen mit Diabetes allerdings sollten das nicht tun!). Spazieren zu gehen und nebenbei eine Geschichte zu erzählen trainiert übrigens die Fähigkeit, gleichzeitig zwei Aufgaben auszuführen.

Alltagsaktivitäten helfen, sich selbst wahrzunehmen

Das Bedürfnis, den eigenen Körper zu spüren, bleibt auch im fortgeschrittenen Stadium einer Demenz bestehen – auch wenn bei den Betroffenen der Spür- und Tastsinn, also die

Wahrnehmungsfähigkeit, zunehmend nachlässt. Deshalb entwickeln Betroffene mitunter ein auffälliges Körperverhalten, etwa, rastlos umherzuwandern, ständig an der Kleidung zu nesteln oder mit der Hand auf dem Tisch hin und her zu wischen. Ein Signal für Sie, Ihren Angehörigen zu regelmäßiger körperlicher Aktivität anzuregen: Denn Bewegung hilft, sich selbst besser wahrzunehmen. Das können kleine Alltagstätigkeiten bewirken, wie das Laub zusammenzuharken. Menschen mit Demenz sind noch lange fähig, vertraute Bewegungsabläufe selbst auszuführen, benötigen jedoch mitunter Unterstützung, um damit zu beginnen. Motivieren Sie sanft oder bitten Sie sie um Unterstützung, indem Sie ihnen zum Beispiel einen Rechen in die Hand geben.

Im späten Stadium der Demenz können dann auch Gegenstände zum Befühlen wie etwa Nesteldecken oder Fühlschnüre Bewegungsanreize geben. Physiotherapeuten und Ergotherapeuten können gezielt anleiten und helfen, die körperlichen Fähigkeiten zu trainieren, die besonders eingeschränkt sind.

Bewegung stärkt das Gedächtnis und hebt die Stimmung

Bewegung trainiert aber mehr als nur den Körper. Wenn Menschen mit Demenz aktiv sind, stärken sie damit auch ihre Gedächtnisleistungen. Studien zeigen, dass regelmäßiges Training dazu führen kann, dass eine Demenzerkrankung langsamer verläuft. Experten raten, an mindestens zwei Tagen in der Woche sportlich aktiv zu sein, für mindestens eine halbe Stunde. Je öfter man sich bewegt, umso besser. Dabei kommt es weniger auf die Intensität an als auf die Regelmäßigkeit. Besonders günstig sind auch Aktivitäten, die die Koordination fördern, wie etwa das Tanzen. Gerade seine rhythmischen Bewegungen und das Klatschen eignen sich besonders, da Menschen ihren Sinn für Musik und Rhythmik lange beibehalten.

Ein weiterer wichtiger Effekt: Bewegung fördert das psychische Wohlbefinden. Aktivitäten machen Freude und wirken so den Begleiterscheinungen einer Demenz – wie depressiven Verstimmungen oder Antriebslosigkeit – entgegen. Beim Sport werden die Stresshormone Adrenalin und Cortisol abgebaut und gleichzeitig vermehrt Hormone produziert, die glücklich machen (Serotonin und Endorphine). Untersuchungen zeigen, dass die Lebensqualität von Menschen mit Demenz ansteigt, wenn sie regelmäßig an einem Sportangebot teilnehmen. Bereits wer einmal pro Woche trainiert, zeigt eine nachweisbare Verbesserung. Training stärkt das Selbstvertrauen. Wer regelmäßig aktiv ist, erhöht die Chance, lange möglichst selbstbestimmt und eigenständig leben zu können.

Bewegung hilft auch dabei, aktiv am gesellschaftlichen Leben teilhaben zu können, indem man etwa Freunde trifft, Ausflüge unternimmt, mit den Enkelkindern spielt. Wer ak-

MINI-ÜBUNG

Das Gleichgewichtstraining lässt sich gut in den Alltag einbauen. Machen Sie die Übung mit Ihrem Angehörigen zusammen und achten Sie auf einen geraden Rücken:

1. AUF EINEM BEIN STEHEN: Aufrecht stehen, Füße hüftbreit auseinanderstellen. Das Körpergewicht auf das rechte Bein verlagern. Den linken Fuß langsam anheben und ihn für ungefähr zehn Sekunden oben halten. Dann zurückstellen, das Bein lockern und die Seite wechseln. Nun das rechte Bein möglichst lange in der Luft halten. Machen Sie drei Durchgänge.

2. AUF DIE ZEHENSPITZEN STELLEN: Die Füße stehen hüftbreit. Beim nächsten Einatmen Körpermitte anspannen und die Fersen langsam vom Boden lösen. Zehn Sekunden (oder eben möglichst lange) auf den Zehenspitzen stehen. Machen Sie drei Durchgänge.

8 TIPPS,
UM STÜRZEN VORZUBEUGEN

1. Ihr Angehöriger sollte immer in Bewegung bleiben und gezielt das Gleichgewicht trainieren. Es gibt spezielle Kurse mit Tipps von Profis.
2. Stolperfallen beseitigen, vor allem die auf dem Weg zum Bad.
3. Für eine gute Beleuchtung sorgen, damit Stufen und mögliche Stolperfallen gut erkannt werden. Nachts kann ein Bewegungsmelder oder Nachtlicht hilfreich sein.
4. Dicke Teppiche oder solche, die nicht fest aufliegen, austauschen oder mit Antirutschmatten sicherer machen.
5. Machen Sie Fliesen- und Holzboden sicher, indem Sie Antirutschstreifen anbringen. Holzstufen werden mit klebbaren Stufenmatten rutschfest.
6. Achten Sie auf die Schuhe. Sie sollten gut passen und griffiges Profil haben. Besser als Schlappen sind Schuhe, die die Ferse umschließen.
7. Sorgen Sie für passende Kleidung. Zu weite oder lange Röcke oder Hosen können beim Treppensteigen rasch zu Stolperfallen werden. Hosen, die am Bund zu weit sind, können beim Gehen nach unten rutschen.
8. Lassen Sie die Arznei checken, denn Medikamente wie Schlaf- und Beruhigungsmittel können die Sturzgefahr erhöhen.

tiv ist, kann anderen mehr erzählen. So beugt Aktivität auch dem sozialen Rückzug und der Einsamkeit vor.

An alte Sportvorlieben anknüpfen

Um auch im Alltag für möglichst viel Bewegung zu sorgen, braucht es unterstützende Begleitung. Denn aus eigenem Antrieb fällt es Menschen mit Demenz oft schwer. Ideal ist es, wenn sie Bekanntes weiterführen können. Welche Aktivitäten hat Ihr Angehöriger früher gerne unternommen? Inwieweit ist dies noch möglich? Mitunter braucht es ein paar Abwandlungen, um die Sicherheit zu gewährleisten. Wenn

Ihr Angehöriger ein begeisterter Radfahrer ist, tut es ihm sicher gut, weiterhin die Möglichkeit zu bekommen, Fahrrad zu fahren. Das Verkehrsgeschehen kann allerdings schnell überfordern. Eine Lösung wäre es, dass Ihr Angehöriger von einem Freund oder Angehörigen begleitet wird. Auch ein Tandem oder ein Hometrainer könnten eine Lösung sein.

Die Oma hat früher Volleyball gespielt? Vielleicht hat die kleine Enkelin ja Lust, mit ihr den Ball hin und her zu werfen? Ballspielen ist ein gutes Training und schult die Muskeln, die Reaktionsfähigkeit und Koordination und macht vielen Spaß. Wählen Sie am besten einen weichen Ball. Auch ein Wasserball oder Luftballon sind Alternativen. Aufgrund ihrer Größe können sie besser erkannt und damit auch mit feinmotorischen Einschränkungen und Sehschwäche verwendet werden.

Gymnastik und Yogaübungen waren immer beliebt? Dann suchen Sie entsprechende Angebote. Wer Probleme mit dem Gleichgewicht hat, macht Übungen im Sitzen.

Selbst wenn Sport bisher kaum eine Rolle im Alltag gespielt hat: Versuchen Sie Ihren Angehörigen zu einem aktiven Alltag anzuregen. In der Gruppe fällt es vielen leichter. Gerade gemeinsame Treffen mit Freunden zum Bowlen, Boccia- oder Boulespiel sind dafür eine nette Gelegenheit und fördern gleichzeitig die Kommunikation. Erlaubt ist, was Ihrem Angehörigen Spaß macht und ihn in Bewegung bringt.

In Kontakt mit anderen

„Ein Freund, ein guter Freund. Das ist das Beste, was es gibt auf der Welt…“ Sicher kennen Sie diese Zeile aus dem bekannten Lied. Freundschaften sind auch nach der Diagnose Demenz wichtig, vielleicht sogar noch mehr als vorher. Verschiedene Untersuchungen zeigen, dass Demenzerkrankungen langsamer voranschreiten und dass die Betroffenen entspannter sind, wenn sie in ein soziales Umfeld eingebunden sind. Auch mögliche Erscheinungen wie Aggressionen oder rastloses Herumwandern (sogenannte Hinlauftendenzen) treten seltener auf. Menschen, die allein sind, empfinden dagegen häufiger ein Gefühl der Einsamkeit und entwickeln häufiger depressive Symptome.

Freundschaften und Bekanntschaften sind wichtig für Menschen mit Demenz, weil sie das Selbstwertgefühl stärken und zu einer guten Lebensqualität beitragen. Freunde zu treffen bringt Lebendigkeit und Freude in den Alltag – und gibt einem das Gefühl, dass man weiterhin ein Teil der Gesellschaft ist.

Pflegen Sie deshalb gemeinsam weiterhin Kontakte und unterstützen Sie auch Ihren Angehörigen, dies zu tun. Das kann die wöchentliche Walkingrunde oder der Kegelklub mit den Kumpeln sein – wichtig ist, dass es guttut. Gemeinsam

AUS DEM LEBEN

ZUSAMMEN DEN KOPF FREIBEKOMMEN

Die Diagnose Alzheimer traf den 64-jährigen Joachim hart. Als Intensivpfleger hatte er einen fordernden Beruf, den er mit der Diagnose aufgegeben hat. Der Alltag funktioniert gut, seine Frau gibt ihm Rückhalt. Aber manchmal, da überfällt ihn der Blues, wenn ein schwieriges Wort nicht gleich parat ist oder wenn er, der früher die IT mit aufgebaut hat, ein Problem am Computer hat, nicht mehr weiterweiß und seinen Sohn anrufen muss. Das tut ihm weh und er fühlt sich allein. Nach der Diagnose hat er sich an die Alzheimer Gesellschaft vor Ort gewendet – und dort ähnlich Betroffene gefunden. Bei Aktivtreffen geht er mit ihnen wandern. Sie machen kleine Stadtbesichtigungen. „Da kriegt man den Kopf frei", sagt Joachim. Manchmal entdeckt er dabei sogar kleine Überraschungen, wie einen Ort, an dem geschützte Orchideen wachsen. Alle Teilnehmenden eint die Demenz, aber bei den Treffen spielt die Erkrankung oft keine Rolle. Sie lachen zusammen und diskutieren und fühlen sich verbunden.

aktiv zu sein macht es oft für alle leichter, weil dann die Kommunikation nicht im Vordergrund steht. Ihr Angehöriger wird weniger mit seinen Defiziten konfrontiert, die sich in Gesprächen häufig offenbaren. Und auch Bekannten und Freunden fällt es dann leichter, so in Kontakt zu bleiben. Gerade Menschen, die keine Erfahrung mit Demenz haben, scheuen sich mitunter und haben Angst, etwas Falsches zu sagen, oder fühlen sich im Umgang unsicher. Im gemeinsamen Tun bauen sich solche Barrieren in der Regel schnell ab und man kann eine gute Zeit miteinander verbringen.

Mitunter ist es günstiger, wenn ein einzelner Mensch zu Besuch kommt als gleich eine große Gruppe an Freunden oder Verwandten. Wenn viele Menschen sich treffen, kann das Ihren Angehörigen mit Demenz verunsichern und überfordern, weil es für ihn schwieriger ist, den Gesprächen zu

9 TIPPS, UM FESTE ZU FEIERN

1 Wählen Sie möglichst eine vertraute Umgebung, das kann das eigene Zuhause sein oder auch ein bekanntes Restaurant.

2 Wenn viele Menschen zusammenkommen, wird es oft laut und kann verunsichern. Falls Sie selber ein Fest planen: Überlegen Sie, wen sie dabeihaben wollen. Möglicherweise ist es angenehmer, jeweils mit einem kleineren Kreis an Freunden und Verwandten zu feiern, als eine große Feier mit allen gemeinsam zu veranstalten.

3 Ein klarer Zeitplan gibt Struktur. Wenn eine lange Feier zu anstrengend wird, wählen Sie ein passendes Zeitfenster. Besser, als beispielsweise den gesamten Heiligabend miteinander zu verbringen, kann es sein, nur den Baum gemeinsam zu schmücken oder Kaffee zu trinken.

4 Bereiten Sie die Kleidung vor, denn das nimmt am Tag der Feier viel Stress. Legen Sie gemeinsam am Tag vorher raus, was Ihr Angehöriger anziehen möchte. Auch

folgen und es schwerer fällt, das Gesagte und die Personen einzuordnen und darauf zu antworten. Hilfreich ist es, wenn der Besuch über die Probleme Ihres Angehörigen informiert ist. Je offener Sie mit den Veränderungen durch die Demenz umgehen, desto hilfreicher auch für das Umfeld. Es geht nicht darum, Ihren Angehörigen bloßzustellen, sondern ihn bestmöglich zu unterstützen. Wenn die Mutter allein zu dem Freundinnentreffen gehen möchte, aber Orientierungsprobleme hat, dann helfen Sie ihr, indem Sie sich mit den Freundinnen absprechen und festlegen, wer sie begleitet. Damit sorgen Sie gemeinsam dafür, dass sie ihr gewohntes Leben fortführen kann.

In der Selbsthilfegruppe: Hilfe durch Mitbetroffene

Für viele Menschen mit Demenz ist es ein Gewinn, sich mit anderen Betroffenen zu treffen und auszutauschen. In Selbst-

Schmuck und Accessoires wie Krawatte oder Tuch gleich bereitlegen.

5 Rituale geben Sicherheit und schaffen Geborgenheit. Bauen Sie lieb gewordene Traditionen in das Fest ein. Das kann zum Geburtstag der Lieblingskuchen sein oder eine Krippe an Weihnachten.

6 Wenn Sie selber aktiv in die Feier eingebunden sind, ist es hilfreich, sich vorab zu überlegen, wer Ihrem Angehörigen an diesem Tag zur Seite stehen kann, ihn eventuell zur Toilette begleitet und notfalls früher nach Hause bringt. Klären Sie das vorab, denn das nimmt viel Druck.

7 Planen Sie immer wieder Pausen ein. Geeignet ist ein Raum, in den man sich bei zu viel Trubel zurückziehen kann. Auch ein kleiner Spaziergang ist eine willkommene Abwechslung.

8 Ein zu üppig gedeckter Tisch irritiert häufig. Bringen Sie nicht zu viel Dekoration oder Speisen auf den Tisch, denn das verwirrt und verunsichert oft. Legen Sie nur Besteck hin, das auch verwendet werden kann, also keine Messer, wenn Ihr Angehöriger nicht damit essen kann.

9 Kochen Sie möglichst nur Gerichte, die Ihr Angehöriger mag und auch essen kann.

hilfegruppen finden sie eine besondere Verbundenheit, weil jeder Teilnehmende die gleiche Erfahrung gemacht hat oder macht. Man muss sich nicht erklären oder sich vor unangenehmen Fragen fürchten, da man „unter sich“ ist und es so eine Art Grundverständnis gibt.

Im Alltag spüren Menschen mit Demenz häufig Frustrationen und Verunsicherungen. Sie erleben, dass vor allem auf ihre Defizite geschaut wird oder sie auf ihre Patienten-Rolle reduziert werden. Das kann einschüchtern. Diese soziale Beeinträchtigung ist für viele Menschen mit Demenz schlimmer als die eigentlichen Veränderungen aufgrund der Erkrankung.

Sich mit anderen gleich oder ähnlich Betroffenen auszutauschen stärkt ungemein. Es schafft neue Perspektiven, sich der Krankheit nicht mehr so ausgeliefert zu fühlen, sondern selbstbewusster damit umzugehen.

Auf Urlaub: Bekanntes wählen – flexibel gestalten

Für viele Menschen sind Reisen und Ausflüge schöne Erlebnisse. Auch Menschen mit Demenz können daran Freude haben. Solche Unternehmungen bedürfen guter Vorbereitung und Planung. Welche Aktivitäten möchten sie unternehmen? Woran hat Ihr Angehöriger Freude? Was könnte eventuell überfordern? Wie sind die Unterkunft und die Verpflegung? Greifen Sie besser auf bewährte Routinen und Rituale zurück. Wenn Ihr Angehöriger schon immer seine Sommerferien auf einer kleinen Hütte in den Bergen verbracht hat, wird er sich dort vermutlich am sichersten fühlen. Allerdings: Auch an bekannten Orten können sich Menschen mit Demenz unwohl fühlen, denn mit der Zeit nimmt die Orientierungsfähigkeit ab. Bleiben Sie deshalb flexibel und richten Sie sich auf Planänderungen ein. Sie können auch Freunde oder Familienangehörige um Begleitung bitten. Das bringt oft mehr Abwechslung und kann für Sie eine Erleichterung sein, weil eine zusätzliche Hilfe dabei ist.

Nehmen Sie alles mit, was vor Ort notwendig werden könnte. Beispielsweise kann es hilfreich sein, Inkontinenzmaterialien oder Wechselwäsche dabeizuhaben. Selbst wenn die Toilettennutzung im Alltag kein Problem ist, kann es in einer neuen Umgebung schwierig werden.

Auch betreute Urlaube, speziell für Menschen mit Demenz, sind eine Alternative. Regionale Alzheimer-Gesellschaften, Wohlfahrtsverbände und spezialisierte Reiseanbieter bieten überschaubare Reisegruppen oder Einrichtungen an, die auf die Bedürfnisse von Menschen mit Demenz ausgerichtet sind. Auch eine Kur oder Reha für pflegende Angehörige oder Menschen mit Demenz könnte eine Möglichkeit sein (siehe auch Kapitel 4).

Das Gedächtnis fordern

Aktivität hält fit: Das gilt auch für das Gehirn. Genauso wie Bewegung die Muskeln im Körper trainiert, regen geistige Aktivitäten das Gedächtnis an. Dies gilt auch für Menschen mit Demenz. Forscher haben herausgefunden, dass Demenzerkrankungen langsamer verlaufen, wenn Menschen geistig aktiv leben. Zwar sterben auch bei ihnen die Nervenzellen ab, aber sie können die schwindenden Fähigkeiten und Gedächtnislücken besser ausgleichen und länger selbstständig bleiben und ihre geistigen Leistungen aufrechterhalten.

Es gibt eine Reihe an Studien, die zeigen, dass regelmäßiges Gedächtnistraining bei Menschen mit Demenz das Denkvermögen, die Auffassungsgabe und motorische Fähigkeiten erhalten oder sogar zeitweise verbessern kann. Allerdings profitieren vor allem Menschen im frühen Stadium der Demenzerkrankung von solchen Übungen. Das Training sollte individuell abgestimmt werden und weder unter- noch überfordern und gehört idealerweise in die Hände von Experten.

Aber auch im Alltag gibt es verschiedene Möglichkeiten, um geistig aktiv zu bleiben. Erlaubt ist, was Spaß macht, egal ob das Lesen, Rätseln oder Musizieren ist. Aktivitäten, die Langzeitwissen nutzen, eignen sich dabei besonders.

Kreuzworträtsel sind – anders als häufig behauptet – nur eingeschränkt zum Gedächtnistraining zu empfehlen. Denn für das Lösen von Kreuzworträtseln wird das Kurzzeitgedächtnis benötigt und das ist bei einer Demenzerkrankung frühzeitig eingeschränkt. Auch reine Wissensspiele eignen sich nicht so gut, da Menschen mit Demenz dabei immer wieder mit ihren Defiziten konfrontiert werden und dies frustriert.

Besser geeignet sind Rätsel und Wortspiele mit Sprichwörtern oder Reimen, besonders Reime aus der Kindheit und Jugend, denn diese sind im Langzeitgedächtnis verankert. Menschen mit Demenz können sich oft gut an diese erinnern. Orientieren Sie sich bei den Übungen an den Fähigkeiten Ihres Angehörigen. Wenn die Übungen zu schwer sind, können sie frustrieren. Es gibt auch spezielle Apps und Computerprogramme mit Aufmerksamkeits - und Gedächtnisspielen, Zahlen- und Texträtseln für Menschen mit Demenz (einige Krankenkassen oder auch die Alzheimer Gesellschaften geben hier Tipps).

Mit spielerischen Übungen lässt sich so das Arbeitsgedächtnis verbessern. Auch hier gilt, dass sich der Schwierigkeitsgrad an dem Wissen und Können des Menschen mit Demenz ausrichten sollte. Ideal ist es, wenn die Stärken gefördert werden und Menschen mit Demenz nicht mit ihren Defiziten konfrontiert werden, sondern dabei Erfolgserlebnisse haben.

MINI-ÜBUNG

Mit dem Kopftraining kann man die Koordination verbessern und das Gedächtnis anregen:

- **NULL – ACHT:** Mit der rechten Hand eine große Null in die Luft malen, mit der linken eine große Acht. Nun die Seiten wechseln und auch die Richtung, in der die Figuren gemalt werden.
- **KREISEN UND TIPPEN:** Die linke Hand kreist vor dem Bauch. Die rechte Hand tippt leicht federnd auf den Kopf und bewegt sich nur nach oben und unten. Nach ein paar Runden die Seite tauschen.

AUS DEM LEBEN

ENTSPANNEN IM KONZERT

Rita ist eine große Konzertliebhaberin. Früher waren sie und ihre Freundin regelmäßig zu Konzerten in die Oper gegangen. Der letzte Besuch liegt nun schon lange zurück. Für Rita ist ein solcher Ausflug mittlerweile mit viel Aufregung und Unsicherheit verbunden. Dazu kommt, dass sie aufgrund ihrer Demenz eine Blasenschwäche hat und sich bei öffentlichen Veranstaltungen unsicher fühlt. Zum Geburtstag bekommt Rita von ihrer Tochter zwei Karten für ein Konzert für Menschen mit Demenz geschenkt. Das Programm ist kürzer und auf die Betroffenen abgestimmt. Ritas Tochter begleitet sie und auch die Freundin kauft eine Karte. Sie sitzen im Konzertsaal, die beiden Freundinnen schwelgen in der Musik und den bekannten Melodien. Mutter und Tochter erleben einen beschwingten Nachmittag. Die Tochter staunt noch Tage später. So entspannt und fröhlich hat sie ihre Mutter in der vergangenen Zeit selten erlebt.

Gut für den Kopf: Alte Hobbys pflegen

Menschen mit Demenz tun ihrem Gedächtnis viel Gutes, wenn sie auch ihren Hobbys so lange wie möglich nachgehen können. Egal ob Basteln, Handwerken, Stricken oder Musizieren – die Aktivitäten regen geistig an, motivieren zudem zur Bewegung und zum Austausch mit anderen. Regen Sie das Hobby immer mal wieder an: Hauptsache, der Mensch mit Demenz bleibt weiterhin aktiv. Sorgen Sie für eine entspannte Atmosphäre und tragen Sie die jeweilige Tätigkeit als Termin in den Tagesplan ein. Wenn Ihr Angehöriger immer gern gebastelt hat, kann es ihm Freude bereiten, ein altes Radio oder einen alten Wecker auseinanderzubauen. Die Aktivitäten sollten nicht überfordern und nicht auf Defizite hinweisen. Im Fokus stehen die noch intakten Fähigkeiten. Die gilt es zu nutzen, damit Ihr Angehöriger sein Gedächtnis fordern und fördern kann.

Wohlgefühl durch Spielen, Tanzen und Musik

Sie können aber natürlich auch neuen Beschäftigungen nachgehen. Gibt es etwas, das Ihr Angehöriger schon immer mal machen wollte, aber wofür ihm bislang die Zeit gefehlt hat? Werden Sie kreativ und geben Ihrem Angehörigen die Möglichkeit, es auszuprobieren. Mitunter gibt es auch von den Alzheimer-Gesellschaften oder Wohlfahrtsverbänden spezielle Angebote für Menschen mit Demenz wie Mal- oder Theatergruppen. Sie haben den Vorteil, dass man sich mit anderen Betroffenen austauschen kann und gezielte Anregungen von Expertinnen bekommt.

Besonders anregend für das Gedächtnis sind das Singen, das Musizieren und das Tanzen – Aktivitäten, die noch lange ausgeführt werden können. Musik eignet sich besonders, da sie Emotionen anspricht und auslöst. Dieser Bereich im Gehirn ist noch lange zugänglich und für Menschen mit Demenz eine wichtige Quelle. Beruhigende Musik kann bei Aggressivität oder Unruhe die Gefühle mildern und entspannend wirken. Auch nur das Hören bekannter Lieder und Melodien löst Reaktionen aus: Die Menschen klatschen, schunkeln oder wiegen sich im Takt. Selbst Menschen mit fortgeschrittener Demenz können noch problemlos Liedtexte singen. Selbst aktiv zu werden und zu singen oder zu musizieren tut besonders gut. Allein der Akt des Singens oder Musizierens wirkt vielfach: Er hellt die Stimmung auf, regt das Gedächtnis an und stärkt die Körperwahrnehmung.

Auch Gesellschaftsspiele kommen bei vielen Menschen mit Demenz gut an, besonders wenn es Spiele aus der eigenen Kindheit sind wie etwa Dame, Schach oder „Mensch-ärgere-dich-nicht“ und sie diese immer gern gespielt haben. Ein solch aktiver Alltag sorgt für Wohlgefühl und Zufriedenheit.

Erinnerungen nutzen

Die eigenen Erfahrungen und Erlebnisse aus der Vergangenheit spielen eine wichtige Rolle für jeden Menschen. Mit einer Erkrankung wie Demenz bekommen sie häufig eine besondere Rolle zugewiesen. Die Erinnerungen sind oft sehr präsent – es kann passieren, dass Menschen mit Demenz im Alltag immer wieder in die Vergangenheit reisen und sich auf einmal wieder als ein junger Mann oder als eine junge Frau fühlen. So kann es vorkommen, dass zum Beispiel Ihr Angehöriger morgens unruhig wird und es ihm schwerfällt, sich Zeit für das Frühstück zu nehmen: Er hat das Gefühl, in die Werkstatt gehen zu müssen, so wie früher als Automechaniker. Er ist pflichtbewusst und möchte seine Arbeit gut erledigen. Oder nachmittags äußert Ihr Angehöriger immer wieder den Wunsch, seine kleine Tochter vom Kindergarten abzuholen: Er hat in diesem Moment vergessen, dass die Tochter längst erwachsen ist.

Diese Erinnerungen sind so präsent, weil sie im Langzeitgedächtnis abgespeichert sind. Geschehnisse aus den frühen Lebensjahren werden erstaunlich gut erinnert. Sie können sich das vorstellen wie bei einem Wäschehaufen, auf dem Sie immer mehr Kleidung stapeln. Die oberen Kleidungsstücke liegen weniger stabil als die unteren. Alles, was Sie oben drauflegen, rutscht hinunter. Die untersten Wäschestücke aber bleiben liegen und bilden die Basis. So ähnlich ist es mit den Erinnerungen. Die alten Erinnerungen liegen ganz unten, neue Erlebnisse finden keinen Halt mehr.

Vom Erinnerungshügel und Körpergedächtnis

Besonders präsent für Menschen mit Demenz ist die Zeit der Kindheit, Jugend und des frühen Erwachsenenalters. In dieser Phase liegt der sogenannte Erinnerungshügel. Viele Erfahrungen werden in diesen Lebensphasen zum ersten Mal gemacht und werden daher intensiv und emotional erlebt. Solche Erfahrungen prägen sich stärker in das Gedächtnis ein. Sie führen auch zu stärkeren Verbindungen zwischen den Nervenzellen. Die Nerven-Netzwerke sind haltbarer und die Erinnerung detaillierter. Dabei geht es nicht nur um Fakten. Im Gehirn speichern Menschen auch sinnliche Erfahrungen oder Gewohnheiten ab. Bewegungsabläufe, die von der Kindheit an ausgeführt werden, sind besonders fest im Gehirn hinterlegt und im Körper verankert. Man spricht deshalb auch von einem sogenannten Körpergedächtnis.

Für Menschen mit Demenz sind diese Erinnerungen so wichtig, weil sie ihnen Sicherheit und Selbstvertrauen geben. Durch diese Erinnerungen spüren sie – der Automechaniker, die Musikerin oder der Vater von zwei Kindern –, wer sie sind.

Diese tiefen Angedenken können aber auch zu schwierigen Momenten im Alltag führen, nämlich dann, wenn Ihr Angehöriger in dieser alten Erinnerung feststeckt. Menschen mit Demenz können unruhige Phasen haben, in denen sie rastlos durch die Wohnung wandern oder sie scheinbar verlassen wollen. Gut zu wissen: Sie wollen nicht weggehen, sondern haben meist ein Ziel, das sie verfolgen wollen. Für Außen-

AUS DEM LEBEN

EINMAL FRISEURIN, IMMER FRISEURIN

Brigitte geht seit Kurzem in die Tagespflege, weil sie zu Hause nicht mehr allein bleiben kann und ihr Sohn tagsüber arbeitet. Sie fühlt sich dort unwohl und unzufrieden, kann dies aber nicht mehr mitteilen. Stattdessen schluchzt sie tagsüber sehr häufig. Die Betreuerinnen wissen aus dem Aufnahmegespräch mit dem Sohn, dass Brigitte früher als Friseurin gearbeitet hat. Sie ist bereits als Tochter einer Friseurin aufgewachsen und hat ihren Traumberuf gelebt. Am nächsten Tag erzählt eine Pflegerin Brigitte, dass ihre Haare kaputt seien und dass sie nicht wisse, was sie tun solle. Brigitte wird ganz aufmerksam. Sie geht zu der Betreuerin und fühlt ihre Haare und sagt: „Die brauchen mehr Pflege." Ein paar Tage später frisiert sie einer Betreuerin die Haare. So lebt sich Brigitte in die Tagespflege ein. Immer wieder nehmen die Betreuerinnen das Thema Friseur auf. Brigitte kann in ihrer alten Rolle als Friseurin aufleben. Sie fühlt sich anerkannt und das tut ihr gut.

stehende ist das nicht immer erkenn- oder nachvollziehbar. Es bringt oft nichts, mit Ihrem Angehörigen zu diskutieren, ihn zu verbessern oder ihm erklären zu wollen, dass er doch nicht mehr berufstätig ist oder die Kinder längst erwachsen sind. Dies kann sogar negativ wirken, weil es verunsichert oder frustriert.

Der richtige Umgang gleicht oft einer Gratwanderung. Vermeiden Sie es, Ihren Angehörigen anzulügen, denn oftmals spüren Menschen mit Demenz sehr genau, wenn Angehörige nicht ehrlich sind. Besser: Begeben Sie sich in die Welt Ihres Angehörigen und versuchen Sie, seine Motivation herauszufinden. Häufig stecken hinter solchem Verhalten emotionale Bedürfnisse.

Denn Erinnerungen können auch verstören oder Angst machen. So kann es passieren, dass durch Kriegsbilder im Fernsehen oder durch nächtliche Schatten die eigenen Erinnerungen zurückkehren. Gerade wenn diese bislang nie bearbeitet und immer nur unterdrückt wurden, können sie sehr schmerzhaft für den Betroffenen sein. In diesen Momenten hilft es wenig, die Realität geraderücken zu wollen, denn für ihn sind die Gefühle in diesem Moment sehr real. Sie können seine Erinnerungen nicht ändern oder schönreden, aber auf seine Gefühle eingehen, die sie auslösen, indem Sie Geborgenheit und Vertrauen vermitteln.

Deshalb ist es auch so wichtig, die Vergangenheit des Menschen mit Demenz zu kennen, um angemessen auf ihn reagieren zu können. Nur so gelingt es, Äußerungen und Verhaltensweisen zu verstehen, etwa wenn jemand dauernd aufstehen möchte – denn dann weiß man, dass er in die Arbeit oder zum Kindergarten gehen möchte.

Biografiearbeit: Positive Erinnerungen nutzen

Auch für einen Menschen mit Demenz ist es wohltuend, in die eigene Lebensgeschichte einzusteigen. Bei der Biografiearbeit beschäftigt sich ein Therapeut mit dessen Leben. Es geht darum, positive Erinnerungen zu pflegen oder zu reaktivieren. Das Auseinandersetzen mit den Erfahrungen und der Lebensgeschichte unterstützt ihn dabei, das eigene Selbst und die Identität zu erhalten. In das biografieorientierte Arbeiten werden Bilder, Bücher, Lieder von früher einbezogen, häufig auch wichtige Gegenstände aus seiner Jugend und frühen Erwachsenenzeit.

Zu Hause können Sie ebenfalls miteinander auf Erinnerungsreise gehen. Schauen Sie sich Fotos von früher an oder blättern in alten Bildbänden und Chroniken. Nehmen Sie sich Zeit und geben Sie Ihrem Angehörigen die Möglichkeit, zu erzählen. Das gibt ihm Bestätigung und Sie erhalten vielleicht neue Einblicke in eine andere Zeit und erfahren Details aus der Familiengeschichte, die Sie noch nicht kannten. Vielleicht hat Ihr Angehöriger auch eine Kiste mit persönlichen Erinnerungsstücken, etwa einem Stein von der ersten Bergbesteigung, einer Blüte vom Hochzeitsstrauß oder einer Auszeichnung aus der Schulzeit, und hat Lust, darin zu stöbern und davon zu berichten. Mitunter genügen kleine Reize, etwa ein Duft oder ein Foto, um Erinnerungen hervorzulocken.

Gestalten Sie gemeinsam eine Schatzkiste des Lebens und stellen Sie zusammen, was für Ihren Angehörigen von Bedeutung ist. So helfen Sie ihm, Erinnerungen und damit auch die eigene Identität zu bewahren. Ihr Angehöriger vergisst zunehmend seine Vergangenheit, auch das Langzeitgedächtnis nimmt mit der Zeit immer mehr ab. Solche Erinnerungskisten oder -mappen sind auch eine Unterstützung für die Pflegenden, denn so können sie besser auf den Demenzerkrankten eingehen. Diese Erinnerungen berichten dann von seinem Leben, wenn es Ihr Angehöriger nicht mehr kann. Erinnerungen entstehen aber nicht nur durch das Betrachten von Bildern oder Lesen, sondern leben im Alltag auch durch Dinge fort wie

EINE ERINNERUNGS-MAPPE ANLEGEN

Helfen Sie Ihrem Angehörigen, sich an sein Leben zu erinnern, und stellen Sie eine Erinnerungskiste oder -mappe zusammen. Hinein kommt, was das Herz berührt. Hier ein paar Beispiele:

- Bilder aus der Kindheit und Familienfotos
- Zeitungsausschnitte von prägenden zeitgeschichtlichen Ereignissen
- Texte von Lieblingsliedern
- Gedichte aus der Kindheit
- Ansichtskarten von früheren Reisen
- Rezept und Foto vom Lieblingskuchen
- getrocknete Blumen
- Wolle, wenn die Person gern gestrickt hat
- Lieblingsschmuck
- Lieblingsgebet
- Arbeitsmaterialien (etwa Millimeterpapier, Schmirgelpapier)

etwa Lieblingsspeisen aus der Kindheit. Sie geben Menschen mit Demenz Vertrautes zurück – über den Geruch und den bekannten Geschmack. Erkunden Sie, was Ihr Angehöriger in der Kindheit gern gegessen hat, wie er gefrühstückt hat und welche Essgewohnheiten wichtig waren.

Auch das Arbeitsleben spielt für viele Menschen eine wichtige Rolle. Verbindungen dazu aufzubauen und Erinnerungen zu fördern, das alles kann dem Selbstbewusstsein guttun. Vielleicht findet Ihr Angehöriger Freude an Aktivitäten, die er mit früher verbindet? Der ehemalige Automechaniker bastelt möglicherweise in seiner Werkstatt. Die Sekretärin sitzt gern am Schreibtisch und sortiert Büromaterialien. Sie müssen und sollen keine Scheinwelt aufbauen, aber bieten Sie vertraute Tätigkeiten an. Nutzen Sie das, was für Ihren Angehörigen wichtig war, und geben Sie ihm die Möglichkeit, sich weiter damit zu beschäftigen. Das stärkt das Selbstwertgefühl.

Lieder sind häufig auch mit Erinnerungen verbunden. Musik mit biografischem Bezug kann Menschen mit Demenz bei Unruhe oder aggressiven Gefühlen helfen. Wissen Sie, welche Musik Ihr Angehöriger bevorzugt? Hat er Lieblingslieder oder -sänger? Besorgen Sie entsprechende CDs oder legen eine Playlist an. Falls Sie es nicht genau wissen, spielen Sie doch einfach einmal Musik aus der Jugend Ihres Angehörigen und achten Sie darauf, wie er reagiert. Musik wirkt anregend (siehe Seite 92).

Auch Gegenstände von früher können Halt geben, zum Beispiel die Puppe oder der Teddy aus Kindheitstagen. Vielleicht können sie Sicherheit und Wärme geben, so wie damals in der Kindheit.

Gesund ernähren – gemeinsam essen

Mit einer Demenzerkrankung kann sich auch das Ess- und Trinkverhalten verändern. Viele Menschen mit einer Frontotemporalen Demenz fallen frühzeitig durch hemmungsloses Essen oder eine ausgeprägte Vorliebe für bestimmte Lebensmittel auf. Auch dass das Gedächtnis nachlässt, kann dazu führen, dass Menschen mit Demenz vergessen, ob, wie viel und was sie gegessen haben. Die Wahrnehmung des Hungergefühls kann sich ändern. So kann es passieren, dass Ihr Angehöriger ein dauerhaftes Gefühl der Sättigung verspürt oder immerzu Hunger hat. Er benötigt daher Unterstützung.

Mit der Zeit verändert sich bei vielen Menschen mit Demenz auch der Geschmackssinn. Saure Lebensmittel lehnen sie ab, süße Speisen hingegen essen sie besonders gern. Damit es nicht zu einer Mangelernährung kommt, sollten Sie auf eine ausgewogene Ernährung mit viel Gemüse und Obst achten.

Bei Appetitmangel kann es helfen, auf mehrere kleine Mahlzeiten statt auf drei große zu setzen. Wer fünf- statt dreimal am Tag isst, kommt auch mit kleinen Portionen auf die notwendigen Nährstoffe und Kalorien. Gehen Sie auf die speziellen Vorlieben und Extrawünsche Ihres Angehörigen ein. Käsebrot mit Marmelade? Warum nicht, wenn es so besser schmeckt! Oft kommen Lieblingsgerichte aus der Kindheit, wie Grießbrei oder Milchreis, gut an. Auch beim Essen gilt: Vertrautes gibt Sicherheit.

Spricht gesundheitlich nichts dagegen, dann bereiten Sie die Speisen vielleicht mit etwas Butter oder Sahne zu, das schmeckt besser. Wenn das Essen aber immer schwieriger wird, können gehaltvolle Trinkmahlzeiten eine Alternative sein, zum Beispiel ein Mix aus Obst, Schmelzflocken, Pflanzenölen. Es gibt auch eine spezielle Trinknahrung. Am besten besprechen Sie die Details zur Ernährung mit dem Arzt und auch mit Logopäden und klären Sie die Frage, inwieweit flüssige Nahrung noch problemlos geschluckt werden kann.

Wichtiges Ritual: kochen, Tisch decken, essen

Machen Sie das Essen zur gemeinsamen Aktivität und beziehen Sie Ihren Angehörigen schon in die Zubereitung mit ein. Der Duft des Essens, das Klappern des Geschirrs machen oft Appetit und helfen bei der zeitlichen Orientierung. Wenn Ihr Angehöriger immer gern gekocht oder gebacken hat, versuchen Sie ihn möglichst weiter zu beteiligen, da dies sein Selbstwertgefühl stärkt. Welche Aktivitäten könnte er übernehmen? Wie wär's mit Kartoffeln schälen oder Äpfel schnippeln für den Kuchen? Dabei werden gleichzeitig die motorischen Fähigkeiten geschult.

Decken Sie auch den Tisch gemeinsam und schaffen eine angenehme Atmosphäre. Tischdekorationen sollten Sie sparsam verwenden, sie sollte auch als solche gut erkennbar sein. Denn Blumen oder Servietten mit Obstmuster werden leicht mit Essen verwechselt. Durch klare Kontraste helfen

Sie Ihrem Angehörigen. So lässt sich weißes Geschirr auf einer weißen Tischdecke nicht gut erkennen. Geschirr mit einem farbigen Rand hingegen hebt sich ab und lässt sich besser greifen.

Wenn Ihr Angehöriger nicht mehr weiß, was am gedeckten Tisch zu tun ist, setzen Sie sich ihm gegenüber und lassen ihn bei sich abschauen. Das klappt oftmals besser als erklärende Worte. Eine gute Stimmung und Ruhe helfen, bei einer Sache zu bleiben. Unterstützen Sie ihn so weit wie nötig. Helfen Sie Ihrem Angehörigen, selbst zu essen. Alle Handgriffe, die noch selbst ausgeführt werden können, sollte er selbstständig durchführen. So kann er allein seinen Rhythmus finden. Wenn Ihr Angehöriger beispielsweise die Tasse selbst zum Mund führt, fällt ihm das Trinken oft leichter, als wenn die Tasse von einer anderen Person zum Mund geführt wird. Wenn Messer und Gabel fremd geworden sind, kann es hilfreich sein, Speisen anzubieten, die gut mit Fingern gegessen werden kann.

Fingerfood bei starker Bewegungsunruhe

Bei großer Bewegungsunruhe kann es Ihrem Angehörigen schwerfallen, Mahlzeiten sitzend am Tisch einzunehmen. Da durch das ständige Umherwandern aber der Energiebedarf erhöht ist, wächst das Risiko einer Mangelernährung. Versuchen Sie, Ihren Angehörigen mit einem Spruch oder Lied an den Tisch einzuladen.

Falls jedoch der Bewegungsdrang sehr stark ist, sollten Sie es ermöglichen, dass er die Mahlzeit auch im Gehen einnehmen kann. Geben Sie ihm ein Brot oder ein Brötchen in die Hand oder reichen Sie zwischendurch Obst. Eine andere Möglichkeit sind Häppchenteller, die Sie an zwei, drei gut

10 TIPPS,
UM DAS TRINKEN NICHT ZU VERGESSEN!

1. Stellen Sie gleich morgens die Tagesration Wasser und ein Glas bereit, am besten an einer häufig aufgesuchten Stelle: neben dem Kühlschrank, am Lieblingssessel oder am Fernseher. So haben Sie im Blick, wie viel er bereits getrunken hat.

2. Wenn Ihr Angehöriger sehr unruhig ist und viel umherwandert, kann es hilfreich sein, die Tagesration aufzuteilen und mehrere Gläser an verschiedenen Orten aufzustellen.

3. Am besten sind regelmäßige kleine Trinkpausen im Alltag, so wird der Körper gut mit Flüssigkeit versorgt. Wenn der Durst kommt, zeigt das, dass bereits ein Mangel vorliegt. Möglicherweise sind auch Erinnerungshilfen sinnvoll, etwa per Zettel oder per Trink-App auf dem Smartphone. Es gibt auch Becher, die durch einen integrierten Sensor an das Trinken erinnern.

4. Bauen Sie Trinkgewohnheiten als feste Routine in den Alltag ein, etwa ein Glas Wasser gleich nach dem Aufstehen, eine Saftschorle um halb zehn und ein „Fünf-Uhr-Tee".

sichtbaren Orten aufstellen, sodass Ihr Angehöriger im Vorbeigehen zugreifen und essen kann.

Im späten Stadium entwickeln viele Menschen mit Demenz auch Schluckstörungen. Logopäden können Sie hier beraten, etwa wie Betroffene sicher schlucken können und wie das Essen zubereitet werden sollte. Dabei gilt: Weichstückiges und Breiiges lässt sich leichter schlucken als Flüssiges, Feuchtes besser als Trockenes. Statt Nudelsuppe also lieber eine pürierte Gemüsesuppe. Statt Reis eignen sich weiche Kartoffeln. Speisen, die unterschiedliche Konsistenzen haben, auch Faseriges oder Kleinteiliges können Probleme bereiten. Unter Umständen ist es hilfreich, Flüssigkeiten anzudicken, zum Beispiel mit modifizierter Stärke. Auch ein spezielles Schlucktraining bei einer Logopädin oder einem Logopäden ist möglich. Der Arzt kann dann dafür ein Rezept ausstellen.

5. Trinken Sie zu jeder Mahlzeit und am besten gemeinsam. Ein Trinkspruch erhöht oft die Motivation.

6. Bei Bedarf können Sie Kaffee und Tee nachsüßen – das erhöht die Akzeptanz. Auch Milchmix-Getränke oder milde Smoothies mit Bananen- oder Pfirsichsäften können eine gute Alternative sein.

7. Wählen Sie geeignete Trinkgefäße. Farbige Becher lassen sich oft leichter erkennen und besser greifen als Gläser. Tassen mit großen Henkeln können einfacher gehalten werden als solche mit kleinen.

8. Stellen Sie Trinkgefäße in Reichweite. Helfen Sie beim Trinken, indem Sie gemeinsam das Glas anheben. So kann der Mensch mit Demenz eigenständig seinem Durstgefühl nachgehen.

9. Flüssigkeit liefern auch wasserreiche Lebensmittel wie Melone oder Gurke – am besten in kleinen Häppchen zwischendurch immer mal wieder anbieten.

10. Verzichten Sie beim Speise- und Getränkeplan möglichst auf Alkohol, da er generell auf die Nervenzellen wirkt und die Gedächtnisleistung verschlechtert. Außerdem kann Alkohol die Wirksamkeit von Medikamenten beeinträchtigen. Bieten Sie am besten nur alkoholfreie Alternativen an.

Achten Sie beim Essen auf eine aufrechte Haltung, denn das beugt Verschlucken vor. Sitzen Sie am besten gemeinsam am Tisch. Falls Ihr Angehöriger im Bett liegt, sollte das Kopfteil in die Senkrechte gebracht werden. Wenn Sie das Essen reichen, dann in kleinen Mengen, am besten mit einem Teelöffel. Lassen Sie jeweils nachschlucken und bieten den nächsten Bissen erst an, wenn der Mund leer ist. Gespräche beim Essen können das Risiko des Verschluckens erhöhen. Fragen Sie erst, wenn er geschluckt hat, und geben Sie ihm genug Zeit zum Antworten.

Bei der Körperpflege unterstützen

Egal ob Duschen, Baden, Zähneputzen oder Rasieren: Die Körperpflege kann zu einer Herausforderung werden. Viele Menschen mit Demenz vernachlässigen ihre Körperhygiene. Das kann unterschiedliche Ursachen haben: Sie erinnern sich nicht daran, ob sie sich schon gewaschen oder Zähne geputzt haben. Oder sie erkennen nicht, dass der Körpergeruch stark ist oder die Haare fettig sind. Möglicherweise fällt es ihnen auch einfach nur schwer, die Wassertemperatur zu regulieren oder die Duschbrause zu benutzen.

Bei der Körperpflege um Hilfe zu bitten stellt für jeden eine große Hürde dar, denn es betrifft den intimsten Bereich des Menschen. Sich selber zu waschen, sich die Zähne zu putzen oder sich zu rasieren – das alles ist etwas sehr Persönliches. Von anderen gar berührt oder gewaschen zu werden, kann die Schamgrenzen verletzen.

Wenn Sie daher bei der Körperpflege mithelfen, erfordert das viel Feingefühl. Wie viel und welche Hilfe Ihr Angehöriger benötigt, hängt von seinem Krankheitsstadium ab. Finden Sie heraus, welche Unterstützung Ihr Angehöriger konkret braucht, und fragen Sie, ob Sie helfen dürfen. Wichtig ist, dass Sie dabei die Vorlieben und Rituale berücksichtigen. Wenn Ihr Angehöriger immer gern gebadet hat, fühlt er sich bei einem Wannenbad möglicherweise wohler als beim Duschen. Wann ist der beste Zeitpunkt für die Körperpflege: frühmorgens, nach dem Frühstück oder am Nachmittag? Auch der Rhythmus für die Körperpflege sollte sich nach den Vorlieben und Gewohnheiten des Betroffenen richten, denn das gibt Sicherheit. Beachten Sie dies möglichst, wenn Sie und gegebenenfalls der Pflegedienst neue Routinen für die Körperpflege entwickeln. Bleiben Sie trotz allem flexibel, denn an manchen Tagen fühlt sich Ihr Angehöriger vielleicht unwohl. Heutzutage ist es für viele selbstverständlich, täglich zu duschen. Notwendig ist dies allerdings nur selten. Orientieren Sie sich an den Vorlieben Ihres Angehörigen. Gerade wenn die Körperpflege Stress auslöst, kann man aufs tägliche Duschen durchaus verzichten.

Unterstützend die Selbstständigkeit fördern

Das Haarewaschen kann schwierig werden, wenn Ihr Angehöriger Angst vor Wasser und Seife im Gesicht hat. Erklärungen helfen oft in diesem Fall nicht. Ihr Angehöriger empfindet in diesem Moment Angst und die fühlt sich sehr real an. Sie können ihn aber unterstützen, indem Sie einen Waschlappen auf die Stirn legen, sodass das Wasser nicht in die Augen läuft. Vielleicht fällt es einfacher, die Haare mit einer Duschbrause am Waschbecken zu waschen, statt unter der Dusche. Trockenshampoos oder spezielle Duschhauben mit integriertem Shampoo sind Möglichkeiten, das Haar ohne Wasser zu waschen.

Versuchen Sie den Waschvorgang dann so angenehm wie möglich zu gestalten. Legen Sie zuvor alle Hilfsmittel und Pflegeprodukte bereit. Spezielle Haltegriffe am Waschbecken sorgen für Sicherheit. Auch in der Dusche sollte Ihr Angehöriger sicher stehen. Falls dies nicht möglich ist, kann ein Duschhocker oder ein klappbarer Duschsitz eine Alternative sein. In und vor die Dusche sowie Badewanne sollten Sie rutschsichere Unterlagen legen, damit er sicher ein- und aussteigen kann. Wenn Ihr Angehöriger schwach ist oder nicht mehr aufstehen kann, findet die Körperpflege im Bett statt.

Unterstützen Sie ihn so lange wie möglich, die Körperpflege selbst durchzuführen. Das stärkt das Selbstvertrauen und die Selbstständigkeit. Menschen mit Demenz benötigen häufig nur eine Anleitung, können die Handgriffe aber noch selber ausführen. Auch wenn Sie es vermutlich schneller können, sollten Sie nicht unnötig eingreifen. Geben Sie Ihrem Angehörigen immer genug Zeit, sich selbst zu waschen. Falls Sie die Pflege durchführen, entkleiden Sie immer nur die Körperteile, die gewaschen werden. Auch dann können Sie Ihren Angehörigen mit einbeziehen. Geben Sie ihm einen Waschlappen und lassen Sie ihn sich selbst reinigen. Bei der Intimpflege kann die Scham besonders groß sein. Wenn Ihr Angehöriger sich selbst waschen kann, entlastet das oft Sie beide.

Hygiene ist besonders wichtig, wenn Ihr Angehöriger eine Inkontinenz entwickelt. Die meisten Menschen mit Demenz leiden unter einer Harninkontinenz, weil im Laufe der Erkrankung auch jene Hirnregionen in Mitleidenschaft gezogen werden, die die Blasenkontrolle steuern. Doch nicht immer steckt hinter der Inkontinenz eine Demenz: Auch Harnwegsinfekte oder Erkrankungen der Prostata verursachen manchmal eine Blasenschwäche. Der Arzt, am besten

AUS DEM LEBEN

ALLEIN ANZIEHEN

Micha möchte seiner Frau Margit trotz ihrer Alzheimer-Erkrankung ermöglichen, ihre Selbstständigkeit beizubehalten. Sie gehen morgens zusammen ins Bad und mit ein wenig Anleitung duscht sich Margit allein. Aber sobald sie vor dem Kleiderschrank steht, ist sie überfordert. Sie greift zu der Kleidung, die sie am Vortag getragen hat. Da sie ihre Kleidung lange trägt, riecht sie oft intensiv und hat Flecken. Micha ist das peinlich, aber ihm fällt es schwer, das anzusprechen. Eine Beraterin der Alzheimer Gesellschaft gibt ihm ein paar Tipps, wie er seine Frau beim Ankleiden unterstützen kann. Zunächst sortiert er den Kleiderschrank aus. Da es jetzt Winter wird, legt er die Sommerkleidung in eine Kiste auf dem Dachboden. So reduziert sich die Auswahl. Blusen mit Knöpfen legt er beiseite, da es Margit schwerfällt, damit umzugehen. Das frustriert sie nur. Er hängt die Kleidung auf Bügel, damit sie besser erkennbar ist. Am Abend legt er die schmutzige Kleidung in den Wäschekorb und sucht für sie am Morgen zwei Alternativen heraus, damit Margit auswählen kann. Er legt ihr die Kleidungsstücke dann in der Reihenfolge aufs Bett, in der sie angezogen werden. Das hilft Margit, sich selbstständig anzuziehen, und erleichtert den Morgen für beide.

ein Urologe, kann solche Krankheiten aufdecken und die eigentliche Ursache gezielter behandeln. Auch Arzneimittel können die Blase schwächen. Sprechen Sie mit dem Arzt über mögliche Begleiterscheinungen der Medikamente. Unter Umständen kann er ein anderes Arzneimittel verschreiben. Im fortgeschrittenen Stadium kann eine Stuhlinkontinenz auftreten.

Mit der eigenen Scham umgehen lernen

Auch für Sie als pflegende Person kann die Körperpflege mitunter schwierig sein, denn Sie werden dabei mit Ihren eigenen Schamgrenzen konfrontiert. Manchen hilft schon ein wenig Ablenkung, etwa, während der Körperpflege über

9 TIPPS
FÜR DEN UMGANG MIT INKONTINENZ

1 Bieten Sie nicht aus Angst vor Urinverlust zu wenige Getränke an. Auch bei Blasenschwäche ist es wichtig, ausreichend Flüssigkeit zu sich zu nehmen. Wer allerdings nach Kaffee oder schwarzem Tee mehr als sonst auf die Toilette muss, sollte auf diese Getränke verzichten.

2 Wenn ein Mensch mit Demenz seinen Harndrang äußert, muss es häufig schnell gehen, denn der Drang ist schwer kontrollierbar. Je kürzer der Weg zur Toilette, umso besser. Unter Umständen kann ein Toilettenstuhl eine gute Anschaffung sein. Auch eine Toilettensitzerhöhung kann hilfreich sein. Für diese Hilfsmittel können Sie vom Arzt ein Rezept bekommen. Die Krankenkasse übernimmt dann die kompletten oder anteiligen Kosten.

3 Sorgen Sie für Orientierung. Menschen mit Demenz vergessen manchmal den Weg zur Toilette. Bringen Sie an der Toilettentür ein Schild an, mit einem Foto oder Symbol, oder schreiben Sie den Begriff darauf, so wie ihn der Angehörige kennt, also etwa Klo(sett), Toilette, WC oder manchmal auch Abort.

4 Viele Menschen mit Demenz haben Mühe, sich zu artikulieren. Lernen Sie Mimik und Gestik Ihres Angehörigen kennen. Unruhe, wiederholtes Aufstehen oder Umherlaufen können ein Zeichen sein, dass er auf die Toilette muss.

5 Gehen Sie regelmäßig mit Ihrem Angehörigen auf die Toilette oder erinnern ihn daran, etwa alle zwei bis drei Stunden. Die regelmäßigen und vorsorglichen

Alltägliches zu sprechen. Wenn die Hemmungen oder die Scham allerdings sehr groß sind, sollten Sie das besprechen. Wenn Sie dauerhaft über Ihre Grenzen gehen, tun Sie Ihrem Angehörigen keinen Gefallen, ganz im Gegenteil. Ihre negativen Gefühle übertragen sich sonst auf den Menschen mit Demenz und er kann bei der Pflege mit Unsicherheit und Abwehr reagieren.

Für eine entspannte Pflegesituation ist es wichtig, dass Sie sich und Ihrem Angehörigen gegenüber ehrlich sind. Möglicherweise gibt es Strategien, die Ihnen helfen: etwa

Toilettengänge funktionieren wie ein Ritual und unterstützen Menschen mit Demenz.

6 Nutzen Sie spezielle Inkontinenzvorlagen oder -slips. Wichtig ist die passende Größe. Lassen Sie sich im Sanitätshaus oder in der Apotheke beraten und probieren Sie verschiedene Modelle aus. Verwenden Sie keine Damenbinden, denn diese können nur geringe Flüssigkeitsmengen aufnehmen und halten die Haut nicht trocken. Inkontinenzvorlagen kann der Arzt per Rezept verordnen und werden von der Krankenkasse bezahlt. Die Pflegeversicherung zahlt bis zu 40 Euro pro Monat für Pflegehilfsmittel des täglichen Gebrauchs wie Einmalhandschuhe, Desinfektionsmittel, Bettschutzeinlagen.

7 Falls Ihr Angehöriger die Vorlagen nicht mehr allein verwenden kann, können Sie alle Slips mit der Vorlage versehen und in den Schrank legen. Zum Entsorgen können Sie einen offenen Mülleimer neben die Toilette stellen. Bringen Sie ein Schild mit einer Vorlage an, sodass klar ist, was hineingehört.

8 Achten Sie darauf, dass Ihr Angehöriger die passende Kleidung trägt. Wenn die Hosen zu lang sind, stellen sie eine Stolpergefahr dar. Reißverschlüsse oder Knöpfe verzögern den Toilettengang. Praktischer sind Gummizüge. Achten Sie darauf, dass Ihr Angehöriger warm genug angezogen ist, denn kalte Füße und ein kühler Unterleib können auch häufiges Wasserlassen auslösen und das Risiko für eine Blasenentzündung erhöhen.

9 Mitunter erkennen Menschen mit Demenz die Toilette nicht. Wählen Sie für die Toilettenbrille eine Signalfarbe, um einen Farbimpuls zu geben. Lassen Sie am besten den Toilettendeckel immer offen stehen, das hilft bei der Orientierung.

Einmalhandschuhe tragen oder auch mal kurz den Raum verlassen. Finden Sie heraus, wo Ihre eigenen Grenzen bei der Pflege liegen. Mit der Zeit fällt die Pflege übrigens auch leichter, vor allem, wenn man die Schamgrenze schon mehrmals überwunden hat. Wenn Sie mit bestimmten Situationen aber partout nicht zurechtkommen, etwa dem Wechsel von Inkontinenzvorlagen, der Fußpflege oder dem Zähneputzen, sollten Sie dies besprechen und sich gegebenenfalls Unterstützung holen. Mitunter fällt es leichter, wenn eine Pflegekraft diese Tätigkeiten ausführt.

Der Seele Gutes tun

Im Alltag erleben Menschen mit Demenz immer wieder Frustrationen und Unsicherheiten. Die Demenz verändert die Wahrnehmungsfähigkeit: Geräusche können nicht mehr richtig zugeordnet werden und die Sehfähigkeit ist häufig gestört. Dazu kommen Gedächtnislücken und Orientierungsschwierigkeiten. Jede Menge Stressfaktoren also, mit denen Menschen mit Demenz umgehen müssen und die auch aufs Gemüt schlagen können. Viele Betroffene entwickeln eine depressive Verstimmung. Helfen Sie Ihrem Angehörigen, indem Sie ihn dazu anregen, sich mit Dingen zu beschäftigen, die der Seele guttun.

Kraftort Natur: Zur Ruhe kommen, aktiv bleiben

Viele Menschen mit Demenz – und auch ohne Demenz – fühlen sich wohl und entspannen, wenn sie sich in der Natur aufhalten. Dabei ist es egal, ob das bei einem Spaziergang im nahe gelegenen Park ist, bei einem Ausflug in den Wald oder beim Sitzen im eigenen Garten. In der Natur kommen Menschen zur Ruhe, weil Stressquellen – wie etwa laute Reize – fehlen. Der Blick ins Grüne tut gut und schult überdies die Achtsamkeit. Die Sinne werden angeregt durch das Farbenspiel der Blätter und Blüten, das Zwitschern der

Vögel und den Geruch von frischem Moos oder das Wehen des Windes. Die Erfahrungen in der Natur sprechen die Emotionen an und laden zum sinnlichen Erleben ein. Planen Sie, wenn möglich, täglich einen Spaziergang ein. Falls das nicht klappt, dann schaffen Sie andere Gelegenheiten, draußen zu sein und die Natur zu erleben, und zwar so, wie es Ihrem Angehörigen guttut. Auch hier lohnt sich der Blick in die Schatztruhe seiner Lebenserfahrungen.

Aktivitäten im Freien sind auch eine gute Gelegenheit, Brücken zu Menschen ohne Demenz zu bauen. Mitunter tun sich ehemalige Kollegen oder Bekannte schwer, etwas mit Ihrem Angehörigen zu unternehmen, weil sie sich durch seine Demenz unsicher fühlen. Gemeinsame Aktivitäten und Spaziergänge können eine verbindende Aktivität sein – und zugleich bringen sie die Menschen in Bewegung. Vielleicht hat Ihr Angehöriger auch Lust, sich einer Wander- oder Naturgruppe anzuschließen? Einige Alzheimer-Gesellschaften haben entsprechende Angebote für Menschen mit Demenz und ihre Angehörigen.

Gartenarbeit: Erfolgserlebnisse garantiert

Für viele Menschen mit Demenz ist der Garten ein vertrauter und wichtiger Ort. Sie profitieren davon, wenn sie sich weiterhin im Garten beschäftigen können. Menschen mit Demenz leiden häufig darunter, dass sie bei vielen Tätigkeiten ihre Defizite spüren. Im Garten zu arbeiten schafft dagegen fast immer Erfolgserlebnisse, denn es kommt nicht auf die kognitive Leistung an. Beim Blätterwegräumen oder bei der Erdbeerernte kommt man zudem in Bewegung und trainiert die feinmotorischen Fähigkeiten, die die Selbstständigkeit fördern. Das wichtigste Argument aber: Es macht einfach

AUS DEM LEBEN

EIN HUND FÜR WALTRAUD

Seit ihrer Alzheimer-Diagnose fühlt sich die 78-jährige Waltraud oft unruhig. Die Dinge wollen ihr nicht mehr so gelingen wie früher. Sie war immer gern mit anderen Menschen zusammen, ging zur Rückengymnastik und besuchte ihre Freundinnen. Aber die Besuche sind weniger geworden. Waltraud fühlt sich unter Druck, wenn sie mit anderen zusammen ist. Sie ist oft müde. Früher lebte Waltraud auf einem Bauernhof zusammen mit vielen Tieren und als Mädchen hatte sie einen Hund. Doch als sie ihren Mann heiratete, zog sie in die Stadt und in eine Wohnung. Dort lebt sie noch immer, mittlerweile allein. Ihr Sohn Jonas besucht sie regelmäßig. Er bemerkt, wie deprimiert seine Mutter wirkt. Jonas' Familie hat sich einen Cockerspaniel angeschafft, weil die Kinder unbedingt einen Hund haben wollten. Tagsüber ist er jedoch viel allein. Jonas möchte seine Mutter nicht belasten. Aber beim nächsten Besuch merkt er, wie sehr sich seine Mutter über den Hund freut und dass die beiden sich sofort verstehen. Sie beschließen, dass Waltraud künftig in die Hundebetreuung eingebunden wird. An zwei Tagen in der Woche bringt Jonas den Hund zu Waltraud. Sie geht mit ihm spazieren, kuschelt mit ihm und gibt ihm Futter. „Der nimmt mich, wie ich bin", sagt Waltraud, die seitdem wieder auflebt.

Freude und tut der Seele gut. Wenn man mit den Händen in der Erde buddelt oder welke Blätter von den Pflanzen abzupft, regt das die Sinne an.

Im Gemüsebeet Karotten zu ernten oder auf der Wiese das Laub zusammenzuharken – das alles kann auch Erinnerungen wecken. Gartenarbeit regt an, aktiv zu werden, und reduziert die Antriebslosigkeit, unter der viele Menschen mit Demenz leiden. Auch kognitiv kann sich die Beschäftigung im Grünen auswirken und die Konzentration fördern. Zudem regt das Gärtnern zum Austausch mit anderen an. Gemeinsam im Garten zu werkeln ist eine gute Möglichkeit, miteinander aktiv zu werden. Nebenbei können Menschen mit Demenz so auch ihr Wissen weitergeben, etwa beim Kartoffelnsetzen oder Umtopfen.

Falls Sie keinen Garten haben, Sie aber Ihrem Angehörigen diese Erfahrung ermöglichen wollen, können Sie auf dem Balkon oder Fenstersims kleine Gelegenheiten zum Gärtnern schaffen, etwa Blumen aus dem Gartenmarkt in größere Töpfe umsetzen und dabei Erde umfüllen. Oder Sie ernten Tomaten auf dem Balkon oder zupfen vertrocknete Blätter oder Blüten ab. Seien Sie kreativ und probieren es aus. Besonders gut kommen Pflanzen an, die die Sinne ansprechen, etwa durch farbige Blüten oder duftende Kräuter.

Düfte wecken Emotionen und schaffen Orientierung

Düfte und Aromen spielen für Menschen eine besondere Rolle. Sie werden unmittelbar aufgenommen und können sich auf die Psyche und Leistungsfähigkeit von Menschen auswirken. Düfte werden im Langzeitgedächtnis abgespeichert: Menschen entwickeln im Laufe ihres Lebens auch so etwas wie eine Duftbiografie. Für den einen sind es der Geruch von frisch gemähtem Gras, für andere ist es der Geruch von Kuhmist vom Bauernhof oder die Räucherkerzen zur Weihnachtszeit.

Menschen mit Demenz profitieren von Düften, wenn sie Erinnerungen wecken und zur Kommunikation anregen oder wenn sie ein Wohlgefühl vermitteln. Dies wird auch bei der Aromatherapie therapeutisch genutzt. Viele Pflegende machen gute Erfahrungen damit. Der Geruchssinn gehört zu den ältesten Sinnen. Einige Nervenpfade führen direkt von der Nase ins limbische System – also ins Emotionszentrum des Gehirns. Erinnerungen, die von Gerüchen hervorgerufen werden, reichen oft besonders weit zurück, sind emotionaler und im Schnitt auch positiver gefärbt als andere Erinnerungen.

Düfte können deshalb eine positive Wirkung auf Menschen mit Demenz haben. Welche Düfte das sind, hängt von den eigenen Vorlieben und Erfahrungen ab. Lavendel und Melissen wirken für viele Menschen entspannend, Zitrone oder Grapefruit hingegen anregend. Wenn Ihr Angehöriger sich damit wohlfühlt, ist es einen Versuch wert. Ätherische Öle können als Raumdüfte verwendet werden, als Einreibungen oder Fuß- oder Vollbäder. Einen besonderen Effekt haben Düfte, wenn sie mit Körperkontakt verbunden werden. Massagen mit Cremes oder Ölen geben Wohlgefühl und Halt. Auch der Duft eines belebenden Aktivgels, nach der Dusche auf den Rücken gerieben, hilft beim Durchatmen und Entspannen bei der Morgenpflege.

Düfte können auch bei der Orientierung helfen. Der Kaffeegeruch erinnert, dass es Zeit zum Frühstücken ist, der Duft von Bratkartoffeln macht Appetit auf das Mittagessen, der frisch gebackene Kuchen sorgt für Vorfreude. Geben Sie Ihrem Angehörigen diese Möglichkeit, mit allen Sinnen zu fühlen, und gestalten Sie den Alltag entsprechend.

Haustiere als wichtige Begleiter

Menschen mit Demenz fühlen sich häufig wohl, wenn sie mit Tieren zusammen sind, besonders wenn Tiere in ihrer Lebensbiografie immer eine Rolle gespielt haben. Für Tiere zählen nicht die kognitiven Leistungen, sondern die sozialen und emotionalen Fähigkeiten eines Menschen. Im Gegenzug werden Menschen mit Demenz von Tieren nicht auf Fehler oder Probleme hingewiesen. Haustiere wecken häufig Erinnerungen, sie schenken Aufmerksamkeit, Wärme und

Nähe. Sie bieten Möglichkeiten, aktiv zu werden und mit anderen in Kontakt zu treten. Vor allem Tiere, die gestreichelt werden können wie Hunde, Katzen oder Pferde, sprechen die Emotionen an und laden zum Berühren ein. Gerade das Streicheln regt die Sinne an und fördert dadurch die Wahrnehmungsfähigkeit und schafft so eine Atmosphäre der Geborgenheit.

MINI-ÜBUNG

Als kleines Ritual zum Wohlfühlen können Sie eine Handmassage durchführen und Ihrem Angehörigen damit etwas Gutes tun. Dabei sollten ätherische Öle nicht unverdünnt verwendet werden. Empfohlen wird eine Mischung aus 15 bis 20 Tropfen ätherischem Öl auf 100 Milliliter hochwertiges Pflanzenöl wie Mandel-, Jojoba- oder Aprikosenkernöl.

Falls Sie ein Haustier haben, sollten Sie es so lange wie möglich behalten. Eine Neuanschaffung sollte allerdings gut überlegt sein: Tiere brauchen immer Aufmerksamkeit und Zuwendung. Sie sollten deshalb vorher klären, ob Sie – als Angehöriger eines Menschen mit Demenz – dies auch leisten können. Der Umgang mit Tieren ist allerdings kein Patentrezept, da es auch passieren kann, dass Menschen mit Demenz Ängste oder Scheu entwickeln oder es ihnen schlichtweg egal ist.

Es muss ja auch nicht das eigene Haustier sein, damit Menschen mit Demenz regelmäßigen Kontakt mit tierischen Freunden haben können. Vielleicht hat ein Bekannter oder die Nachbarin einen Hund und lädt Ihren Angehörigen zum gemeinsamen Spazierengehen ein? Oder Sie unternehmen einen Ausflug zu einem Streichelzoo oder Bauernhof? Oder Sie unterstützen das Tierheim vor Ort?

Es gibt auch Vereine, die Tierbesuche organisieren, vielfach in Pflegeheimen und Tagesstätten. Vielleicht gibt es ja auch die Möglichkeit, dass sie zu Ihnen nach Hause kommen.

Im Glauben Geborgenheit finden

Menschen, die mit dem Glauben aufgewachsen sind, finden darin oftmals Geborgenheit. Dabei gilt wieder: Was vertraut ist, schafft Vertrauen und gibt Halt. Manche Menschen entdecken mit der Demenzerkrankung ihre Spiritualität neu oder wenden sich einer Religion zu. Sie finden im Glauben Bestätigung und schöpfen Selbstvertrauen. Ermöglichen Sie Ihrem Angehörigen, entsprechende Rituale zu erleben. Das kann das Tischgebet vor dem Essen sein oder das abendliche Lied, das eine gute Nacht verspricht. Vielleicht ist es auch der Kerzenschein oder ein spezielles Gebäck, das zu besonderen Feiertagen gegessen wird.

Möglicherweise hat Ihr Angehöriger auch den Wunsch, seinen Glauben mit anderen zu erleben. Manche Kirchengemeinden bieten spezielle Gottesdienste für Menschen mit Demenz an, mit einfachen Ritualen und vertrauten Bibelstellen und Liedern. Auch Orgelkonzerte oder Liederabende können für inneren Frieden sorgen. Gleichzeitig schaffen sie schöne Momente im Alltag und sorgen für Kontakt mit anderen Menschen – mit und ohne Demenz. Was Ihrem Angehörigen guttut, das werden Sie am besten merken, wenn Sie ihn aufmerksam begleiten.

Das Wohnumfeld anpassen

Die meisten Menschen möchten bis an ihr Lebensende zu Hause leben. Besonders für Menschen mit Demenz spielt das eigene Zuhause oft eine wichtige Rolle, denn es vermittelt ihnen Sicherheit und schenkt Geborgenheit. Häufig sind Umbaumaßnahmen notwendig, weil es durch die veränderten Fähigkeiten zu Problemen und Gefährdungen kommen kann. Weil Demenzen sehr individuell verlaufen, sollten Sie also zunächst klären, wo im Alltag die größten Herausforderungen liegen.

Ist die Orientierung das Problem und Ihr Angehöriger findet die Toilette nachts nicht mehr? Oder sind es die riskanten Treppenstufen im Haus? Mitunter ist auch der ausgeprägte Bewegungsdrang eine Herausforderung. Oder die Gefahr, dass der Herd nicht mehr ausgeschaltet werden kann. Machen Sie am besten einen Wohnungsrundgang und notieren Sie sich, an welchen Orten welche Schwierigkeiten auftreten – und wie sie gelöst werden könnten. Dabei können Sie sich von Profis einer Wohnberatungsstelle oder der Alzheimer Gesellschaft helfen lassen. Manche Sanitätshäuser bieten eine Wohnberatung an. Auch bei der Pflegeberatung können Sie

PRAKTISCHE MASSNAHMEN FÜR SICHERES WOHNEN

KÜCHE

- Bringen Sie einen Herdschutz an. Bei zu hoher Hitzeentwicklung oder nach einer bestimmten Zeit schaltet sich der Herd automatisch ab. Auch ein Induktionskochfeld ist oft sicherer, da die Platte kaum heiß wird und mit Sicherheitsvorkehrungen ausgestattet ist.
- Elektrische Geräte sollten nicht in der Nähe vom Waschbecken aufbewahrt werden. Am besten verwenden Sie Geräte mit einer Abschaltautomatik.
- Installieren Sie einen Brandmelder und Feuerlöscher. Dieser sollte im Notfall schnell greifbar sein.

BAD

- An Dusch- oder Wannenboden sorgen rutschfeste Streifen oder Antirutschmatten für Sicherheit.
- Haltegriffe in der Wanne und Dusche, am Waschbecken und an der Toilette anbringen. Ideal sind Griffe in kontrastreichem Rot: von Menschen mit Demenz gut erkennbar.
- Bringen Sie eine Toilettensitzerhöhung an.
- Reduzieren Sie die Einstiegshöhe in Dusche oder Wanne, zum Beispiel durch eine ebenerdige Dusche oder einen Badewannenlift.
- Markieren Sie die Wasserhähne deutlich: rot für heiß und blau für kalt. Das schützt vor Verbrennungen.

FLUR

- Handläufe im Flur und am Treppengeländer geben Schutz. Ideal sind beidseitige Griffe am Geländer.
- Sorgen Sie für Freiraum. Entfernen Sie Möbel und Gegenstände, die nicht benötigt werden.
- Der Fußboden sollte nicht glatt sein. Ein rutschhemmender Teppich kann Abhilfe schaffen. Achten Sie darauf, dass dieser glatt aufliegt, damit Ihr Angehöriger nicht darüberstolpert.
- Die Treppen sollten einen rutschfesten Belag haben. Legen Sie auf glatte Fliesen oder Holz rutschfeste Matten. Kennzeichnen Sie die erste und letzte

diese Themen ansprechen und der Pflegeberater kann Ihnen erklären, welche Hilfsmittel den Alltag erleichtern können.

Ob Menschen mit Demenz weiter zu Hause wohnen können, hängt von der individuellen Situation und der Schwere der Erkrankung ab. Generell lässt sich in einer Wohnung oder in einem Haus sehr viel verändern, um den

Treppenstufe farblich, zum Beispiel mit einer farbigen Kante.

- Sorgen Sie für eine gute Beleuchtung. Eine bodennahe Orientierungsleuchte kann hilfreich sein.
- Bringen Sie ein Nachtlicht oder LED-Streifen an, damit Ihr Angehöriger sich im Dunkeln orientieren kann. Achten Sie darauf, dass das Licht keinen Schatten wirft.
- Legen Sie eine Sensormatte vor die Tür oder bringen einen Bewegungsmelder an, damit Sie informiert werden, falls Ihr Angehöriger die Wohnung verlässt. Auch ein Glockenspiel kann hilfreich sein. Sie können auch einen Vorhang vor die Tür hängen oder sie mit einer Motivtapete bekleben und sie so „verstecken".

SCHLAFZIMMER

- Eine Sensormatte vor dem Bett kann Sie darüber informieren, wenn Ihr Angehöriger nachts aufsteht oder herausfällt.
- Falls Ihr Angehöriger nachts aus dem Bett zu fallen droht, kann ein Pflegebett mit einem Seitenschutz Sicherheit geben. Es gibt auch Pflegebetteinsätze, sodass das gewohnte Doppelbett weiter benutzt werden kann, oder Niederflurbetten für Menschen mit Demenz. Pflegebetten können von der Krankenkasse oder Pflegekasse bezahlt werden. Dazu benötigen Sie ein Rezept vom Arzt. Wichtig ist, dass das Bett für Ihren Angehörigen das richtige ist. Lassen Sie sich vom Sanitätshaus beraten.
- Hilfreich ist es, wenn sich das Licht vom Bett einschalten lässt und der Lichtschalter in Reichweite ist.

WOHN- UND ESSZIMMER

- Beseitigen Sie Stolperfallen wie lose Teppiche mit hochstehenden Ecken.
- Sitzkissen, Drehscheiben oder andere Aufstehhilfen erleichtern ein sicheres Hinsetzen und Aufstehen vom Stuhl oder vom Sofa.
- Funktionieren alle technischen Geräte noch oder gibt es defekte Geräte und kaputte Kabel? Vermeiden Sie dringend herumliegende Kabel (etwa durch Kabelbrücken oder indem Sie Geräte neu platzieren). Sie sind eine Stolperquelle.

neuen Bedürfnissen gerecht zu werden. Aber nur die wohnlichen Veränderungen sind nicht ausreichend, gerade wenn Ihr Angehöriger allein in seinen vier Wänden wohnt. Es braucht auch ein Netzwerk an Helfern und passende Unterstützungsleistungen. Welche das sein können, erfahren Sie in der Pflegeberatung (siehe Kapitel 4).

Zuschuss für Umbaumaßnahmen

Für einen Umbau können Sie bei der Pflegeversicherung einen Zuschuss beantragen, sofern Ihr Angehöriger einen Pflegegrad hat. Dabei ist es egal, um welchen Pflegegrad es sich handelt. Der Zuschuss für sogenannte wohnumfeldverbessernde Maßnahmen beträgt maximal 4000 Euro. Dabei muss es sich um ein Vorhaben handeln, das der Pflege zugutekommt. Typische Beispiele sind das Anbringen von Haltegriffen oder der Einbau eines Treppenlifts. Allgemeine Modernisierungsmaßnahmen oder Reparaturen werden nicht übernommen.

Wichtig ist, dass Sie einen Kostenvoranschlag machen lassen und diesen vor dem Umbau bei der Pflegeversicherung einreichen. Ein Mitarbeiter macht gegebenenfalls eine Beratung und Besichtigung vor Ort, die Unterlagen werden geprüft und dann wird entschieden, ob die Kosten übernommen werden. Werden im Laufe der Demenzerkrankung weitere Umbaumaßnahmen notwendig, so kann erneut ein Zuschuss bei der Pflegeversicherung beantragt werden. Falls mehrere Menschen mit Pflegegrad in einem Haushalt leben, kann die Pflegekasse bis zu 16.000 Euro der Kosten übernehmen. Bei der Kreditanstalt für Wiederaufbau (KfW) können Sie ein zinsgünstiges Darlehen für einen altersgerechten Umbau für Barrierefreiheit beantragen. Für Hilfsmittel wie einen Haltegriff oder eine Toilettensitzerhöhung können Sie vom Arzt ein Rezept bekommen.

Im Zuhause besser orientieren

Damit Menschen mit Demenz gut zu Hause klarkommen, ist es wichtig, dass sie sich zurechtfinden. Durch die Erkrankung sind sie aber oft in ihrer Orientierung eingeschränkt. Dann kann es passieren, dass auch Menschen, die noch gut auf die Toilette gehen können, sie im entscheidenden Moment nicht mehr finden. Sie können Ihren Angehörigen dabei unterstützen, sich im eigenen Zuhause besser zurechtzufinden, indem Sie für klare Strukturen sorgen. Hilfreich ist es, wenn die Funktion des jeweiligen Zimmers eindeutig erkennbar ist: wenn also das Schlafzimmer als solches erkannt wird, das Wohnzimmer, das Bad oder die Toilette. Dies funktioniert über die entsprechenden Möbel. Wenn Sie kombinierte Zimmer haben, dann versuchen Sie in den Wohnfeldern klar zuzuordnen: zum Beispiel die Schlafecke mit Bett und Nachtschränkchen – die Wohnecke mit Sessel und Fernseher. An den Zimmertüren können Sie Schilder mit Bildern oder Piktogrammen und einer Aufschrift anbringen. Richten Sie sich bei der Beschilderung danach, welche Begriffe Ihr Angehöriger verwendet, damit er sie auch erkennt.

Entsprechende Beschilderungen können Sie auch an anderen geschlossenen Türen, etwa beim Kleiderschrank, Kühlschrank oder Küchenschrank anbringen. Durch die Demenzerkrankung kann Ihr Angehöriger in der Wahrnehmung und Erinnerung eingeschränkt sein, sodass er nicht mehr weiß, was sich im Schrank befindet oder dass sich überhaupt etwas im Schrank befindet. Zeichnungen und Aufschriften können helfen. Eine andere Möglichkeit ist es, wenn Sie mit offenen Regalsystemen arbeiten, also die Türen einfach abnehmen oder durch Milchglastüren ersetzen.

Statt Reizüberflutung lieber Gedächtnisstützen

Wenn zu viele Reize auf Menschen mit Demenz einwirken, kann dies schnell überfordern. Das gilt sowohl für Möbel als auch für Lieblings- oder Erinnerungsstücke, die als Dekoration in den Regalen stehen. Auch zu viele Bilder an den Wänden können überfordern. Setzen Sie lieber auf wenige, dafür wichtige Gegenstände. Ihr Angehöriger wird das Schälchen oder die Vase eher wahrnehmen, wenn es allein auf dem Regal steht, statt in einem Arrangement mit anderen Schälchen und Vasen, die auf Deckchen und Untersetzern stehen. Gezielt eingesetzt können Erinnerungsstücke eine gute Orientierung bieten, getreu dem Motto: Weniger ist manchmal mehr.

Auch bei der zeitlichen Orientierung können Sie unterstützen: Bringen Sie im Flur oder Wohnzimmer – am besten neben dem Telefon – einen großen Kalender mit Datum, Tag und Jahreszeit an. Auch ein Wochenplan kann hilfreich sein sowie eine Pinnwand mit nützlichen Adressen. So hat Ihr Angehöriger die wichtigsten Informationen schnell parat. Sie helfen ihm, indem Sie feste Plätze für Gegenstände etablieren, also der Kamm neben dem Waschbecken liegt oder der Schlüssel am Schlüsselbrett hängt. Gedächtnisstützen wie Notizzettel oder die Erinnerungsfunktion des Handys können sinnvoll sein.

Sicherheit geht vor: Gefahrenquellen reduzieren

Es ist wichtig, dass Ihr Angehöriger sich nicht gefährdet. Im Haushalt gibt es verschiedene Gefahrenquellen, die Sie mit den entsprechenden Maßnahmen reduzieren können. Häufig ist der große Bewegungsdrang eine Sorge, weil mit ihm die Gefahr einhergeht, dass sich der Mensch mit Demenz verläuft und nicht mehr nach Hause findet. Im Handel gibt es eine Reihe an technischen Systemen, sodass Sie etwa über Ihr Handy Ihren Angehörigen orten können und informiert sind, wo er sich aufhält.

Aber auch im Haus können Sie eine Reihe an Vorkehrungen treffen. Überlegen Sie sich, was für Ihre individuelle Situation Sinn macht.

Eine gute Beleuchtung ist notwendig, um sich gut zu orientieren. Das gilt für Menschen mit Demenz besonders, da ihre Sehfähigkeit häufig eingeschränkt ist. Zu empfehlen ist eine Deckenbeleuchtung: Sie spendet indirektes Licht, es kommt zu weniger Blendungen und Schattenbildungen. Lichtschalter sollten gut erreichbar sein und erkannt werden, zum Beispiel durch Signalfarben.

Gehen Sie mit Umbaumaßnahmen im Zuhause achtsam um, denn Veränderungen bergen immer auch das Risiko, dass sie Ihren Angehörigen verunsichern. Wenn Sie Räume komplett neu gestalten wollen, bietet es sich an, dies möglichst frühzeitig zu tun, damit er sich daran gewöhnen kann. Bei der Wohnraumgestaltung kommt es darauf an, dass Ihr Angehöriger sich wohlfühlt. Vertraute Gegenstände wie das Lieblingsbild oder der Lieblingssessel sollten unbedingt einen Platz bekommen. Bei Umbaumaßnahmen sollten Sie nicht nur die Herausforderungen und Gefahren im Blick haben, sondern auch die Wohlfühlorte und Möbel und Gegenstände, die besonders am Herzen liegen.

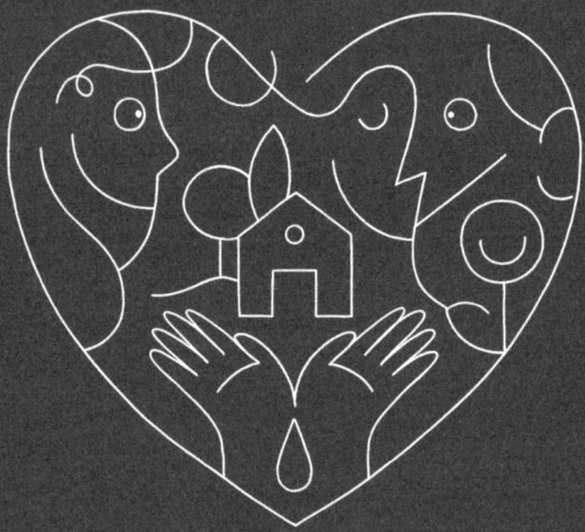

4

Und wer hilft mir?

UNTERSTÜTZUNG FINDEN

Gut informiert und beraten

In den vergangenen Kapiteln haben Sie viel über Demenzerkrankungen und deren Verlauf erfahren – und Sie haben gemerkt, dass es leider keine Patentlösung gibt. Denn die Erkrankungen verlaufen von Person zu Person verschieden und entsprechend unterschiedlich sind die Herausforderungen und Belastungen. Um einen Menschen mit Demenz auf seinem Weg zu begleiten, hilft es aber, fundiertes Wissen über die Erkrankung zu sammeln. Vor allem Verhaltensauffälligkeiten wie Teilnahmslosigkeit oder Aggressionen und Stimmungsschwankungen stellen eine Belastung für Angehörige dar. Wer darüber Bescheid weiß, dem fällt es leichter, mit den Veränderungen umzugehen, eine Lösung zu finden und für seinen Angehörigen ein stabiler Begleiter zu sein.

Eine gute Beratung ist die Grundlage für ein gutes Miteinander und eine gute Pflege. Dazu stehen Ihnen mehrere Anlaufstellen zur Verfügung, regional kann dies sehr unterschiedlich geregelt sein. Ideal ist es, wenn der behandelnde Arzt direkt an eine Beratungsstelle verweisen kann. Auch in Kliniken gibt es Ansprechpartner – den Sozialdienst –, die über Unterstützungsmöglichkeiten informieren und Fragen beantworten können. Dann sollten Sie diese Möglichkeiten nutzen. Es gibt aber auch andere Wege, sich Wissen über das Leben mit einer Demenzerkrankung anzueignen.

Gut zu wissen: Pflegebedürftige haben einen gesetzlichen Anspruch auf eine Pflegeberatung und können diese kostenlos nutzen. Wenn Sie für Ihren Angehörigen bei der Pflegeversicherung einen Antrag auf Pflegebedürftigkeit stellen, erhalten Sie in der Regel einen Kontakt mit einer Ansprechperson für eine Pflegeberatung oder einen Beratungsgutschein, in dem unabhängige und neutrale Beratungsstellen genannt werden. Die Beratung sollte dann möglichst innerhalb von zwei Wochen stattfinden.

Auch pflegende Angehörige und ehrenamtlich Pflegende haben das Recht, sich beraten zu lassen. Sie benötigen dazu die Zustimmung des zu Pflegenden. Am besten nehmen Sie frühzeitig eine Beratung in Anspruch. Sie können sich dazu auch an einen Pflegestützpunkt Ihrer Kommune, an Sozialverbände oder an eine Alzheimer-Gesellschaft wenden.

Wichtig ist, dass Sie und Ihr Angehöriger über die Leistungen Bescheid wissen, sich vor Ort über die Gegebenheiten informieren und mit anderen über deren Erfahrungen sprechen. Die Pflege-Experten können Ihnen wertvolle Tipps für künftige Unterstützungsmöglichkeiten geben und Sie umfassend zur Finanzierung beraten. Es ist wichtig, frühzeitig zu beginnen, sich mit dem Thema Pflege auseinanderzusetzen, da bestimmte Themen Zeit zum Auseinandersetzen und Entscheiden benötigen. Bedenken Sie, dass eine Familie die Aufgabe der Pflege und Unterstützung mittragen muss und es hilfreich ist, sich gemeinsam darüber auszutauschen. Das Zusammenleben mit einem Menschen, der eine Demenz hat, kann eine enorme körperliche, psychische und emotionale

DER PERSÖNLICHE BLICK

„Arbeiten ist leider nicht mehr möglich, obwohl ich so gern im Schuhgeschäft tätig war. Aber die anderen Dinge muss ich nicht aufgeben: das Reisen, Musik hören, mich mit Leuten treffen und reden.

LEO BENI STEINAUER lebt mit der Diagnose Lewy-Body-Demenz

Belastung bedeuten und sollte auf mehrere Schultern verteilt werden. Gut, wenn es gelingt, ein Netzwerk aufzubauen (siehe dazu auch Kapitel 2 auf Seite 58).

In der Pflegeberatung erfahren Sie, was genau hinter den einzelnen Möglichkeiten steckt, welche sich für Ihre Situation eignen, wie hoch die Kosten sind und wie Sie die Leistungen erhalten können. Die Beratungsgespräche können auch zu Hause stattfinden, unter Umständen telefonisch. Wichtig ist, dass die Pflegeberatung neutral ist und auf die Bedürfnisse der zu Pflegenden eingeht.

Bei jeder Pflegeberatung wird ein sogenannter Versorgungsplan aufgestellt. Darin wird festgehalten, wie der Gesundheitszustand ist und welche Unterstützungsmöglichkeiten empfohlen werden. Mitunter übernehmen Mitarbeitende eines Pflegedienstes die Pflegeberatung. Sie sollten dennoch neutral beraten, also auch über Leistungen anderer

Pflegedienste informieren. Pflegeberater können auch bei der Umsetzung begleiten und beispielsweise einen Pflegedienst kontaktieren und Hilfeleistungen koordinieren. Außerdem unterstützen sie bei dem Beantragen von Hilfsmitteln sowie bei dem Erstellen von Vollmachten.

Damit Sie Leistungen der Pflegeversicherung in Anspruch nehmen können, ist eine Einstufung in einen Pflegegrad notwendig. Dies geschieht durch einen externen Dienstleister. Der Pflegeberater kann Sie dabei begleiten. Es ist sogar ratsam, dass Sie ihn bei der Vorbereitung und am Begutachtungstermin hinzuziehen.

Bereiten Sie sich auf Ihre neue Rolle vor

Versuchen Sie sich schon vor der ersten Pflegeberatung mit Ihrer Rolle auseinanderzusetzen und überlegen Sie, inwieweit Familienmitglieder in die Pflege und Betreuung eingebunden werden können. Versuchen Sie einzuschätzen, ob die Pflege über längere Zeit von Angehörigen ausgeführt werden kann oder ob sie auf professionelle Pflege zurückgreifen wollen. Wo liegen aktuell die Stolpersteine im Alltag? Welche Schwierigkeiten befürchten Sie künftig? Gibt es einen Punkt, an dem Sie sagen, dass die Pflege zu Hause nicht mehr funktioniert? Welche finanziellen Ressourcen haben Sie? Wenn Sie sich auf die Pflegeberatung vorbereiten, kann der Berater gezielt auf Ihre persönliche Situation eingehen. Die Beratung kann auch helfen, Gesundheitsproblemen bei Ihnen selbst, vorzubeugen. Zum einen informieren Pflegeberater über Entlastungsleistungen, zum anderen weisen sie auf Pflegekurse und Pflegeschulungen hin. In diesen erlernen Sie beispielsweise bestimmte Handgriffe, die Ihnen die Pflege erleichtern, etwa rückenschonendes Heben.

Wer ausschließlich Pflegegeld erhält (ohne einen Pflegedienst in Anspruch zu nehmen), ist dazu verpflichtet, in regelmäßigen Abständen eine Beratung zur Pflege in Anspruch zu nehmen. Dies wird als verpflichtender Beratungseinsatz oder Beratungsbesuch bezeichnet. Bei Pflegegrad 2 und 3 ist diese Beratung einmal pro Halbjahr vorgesehen, bei Pflegegrad 4 und 5 einmal pro Vierteljahr. Dabei bespricht der Pflegeberater die aktuellen Bedarfe und kann Maßnahmen empfehlen, um die häusliche Pflege zu verbessern.

Besonders hilfreich für Sie als pflegenden Angehörigen ist der Austausch mit anderen Pflegenden. Dies ist besonders wertvoll, weil dann ein Grundverständnis für die Situation und die Herausforderungen vorherrscht. Zudem werden bewährte Strategien und Tipps weitergegeben. Nutzen Sie solche Möglichkeiten zur Selbsthilfe und zur gegenseitigen Information, egal ob dies nun in persönlichen Treffen oder in digitalen Gruppen passiert.

Informieren und beraten – an wen wenden?

Die Angebote für Pflegeberatung sind regional sehr unterschiedlich. Hier können Sie Ansprechpartner finden:

- **Kranken-/Pflegekasse:** Die Krankenkassen sind gesetzlich dazu verpflichtet, ihre Versicherten über die Leistungen zur Pflege zu informieren und zu beraten. Die Kassen bieten pflegenden Angehörigen und ehrenamtlich Tätigen Pflegekurse und -schulungen an. Kurse finden meist in Gruppen statt, Schulungen auch zu Hause, dabei wird das Benutzen von Hilfsmitteln geübt. Manche Kassen haben Angebote für pflegende Angehörige, um deren Gesundheit zu fördern und ihr seelisches Wohlbefinden zu stärken.
- **Pflegestützpunkt:** Dort sind die verschiedenen Bereiche ge-

bündelt und Sie finden Ansprechpartner zu medizinischen, pflegerischen und sozialen Leistungen. Lokale Angebote und Dienstleister sind hier gut vernetzt.

- **Pflegedienst:** Auch Pflegedienste können über Hilfsmittel und Unterstützungsangebote beraten. Sie haben meist engen Kontakt zu Ärzten, Apotheken und Sanitätshäusern vor Ort.
- **Pflegefachkräfte:** Manche Pflegefachkräfte haben eine entsprechende Qualifizierung und beraten selbstständig. Sie punkten durch meist jahrelange Erfahrung.
- **Alzheimer Gesellschaft:** Die Deutsche Alzheimer Gesellschaft und die regionalen Alzheimer Gesellschaften bieten auf vielfältige Weise Hilfe für Betroffene und Angehörige, unter anderem Sprechstunden, Vorträge, Angehörigenseminare.
- **Weitere Ansprechpartner** finden Sie in Sozial- und Gesundheitsämtern, bei Alten- und Servicezentren, bei Verbraucherzentralen, Wohlfahrtsverbänden und Wohnberatungsstellen.
- **Angehörigengruppen und -foren:** Der Austausch mit Menschen, die in einer ähnlichen Situation stecken oder die gleiche Erfahrung gemacht haben, kann den Pflegealltag erleichtern. Sie haben praktische Tipps und können von Erfahrungen mit Anbietern vor Ort berichten.

Welche Unterstützungsangebote es gibt

In der Pflegeberatung erfahren Sie von den Angeboten zur Unterstützung und Entlastung im Alltag. Es ist gar nicht so leicht, zu erkennen und zu entscheiden, welche Angebote für einen hilfreich sind. Ein Pflegeberater kann helfen, die für Sie und Ihren Angehörigen passenden Hilfen zu finden. Es lohnt sich, sich frühzeitig damit zu beschäftigen und Informationen über Angebote vor Ort einzuholen. Erkundigen Sie sich auch bei anderen Angehörigen, womit sie gute Erfahrungen gemacht haben, und holen Sie Kostenvoranschläge ein.

Der erste Schritt: Einen Pflegegrad beantragen

Wer Hilfe im Alltag benötigt, kann verschiedene Leistungen der Pflegeversicherung nutzen. Voraussetzung dafür ist, dass die Person in den zehn Jahren vor der Antragstellung für mindestens zwei Jahre in die Pflegeversicherung eingezahlt hat oder familienversichert war. Zudem muss die Pflegebedürftigkeit offiziell bestätigt sein. In der Regel kommt dazu ein Gutachter. Bereiten Sie sich auf diesen Termin vor und machen Sie sich Notizen zu den Problemen im Alltag (siehe Kasten auf Seite 135). Hilfreich ist es, wenn Sie oder weitere

DIE LEISTUNGEN DER PFLEGEVERSICHERUNG

(Stand Januar 2023)

PFLEGEGRAD 1:
125 Euro Entlastungsbetrag

PFLEGEGRAD 2:
125 Euro Entlastungsbetrag
316 Euro Pflegegeld
724 Euro Sachleistung (ambulant)
689 Euro Tages- oder Nachtpflege
1774 Euro Kurzzeitpflege
1612 Euro Verhinderungspflege
(474 Euro nahe Angehörige oder Haushaltsmitglieder)

PFLEGEGRAD 3:
125 Euro Entlastungsbetrag
545 Euro Pflegegeld
1363 Euro Sachleistung (ambulant)
1298 Euro Tages- oder Nachtpflege
1774 Euro Kurzzeitpflege
1612 Euro Verhinderungspflege
(817,50 Euro nahe Angehörige oder Haushaltsmitglieder)

PFLEGEGRAD 4
125 Euro Entlastungsbetrag
728 Euro Pflegegeld
1693 Euro Sachleistung (ambulant)
1612 Euro Tages- oder Nachtpflege
1774 Euro Kurzzeitpflege
1612 Verhinderungspflege
(1092 Euro nahe Angehörige oder Haushaltsmitglieder)

PFLEGEGRAD 5:
125 Euro Entlastungsbetrag
901 Euro Pflegegeld
2095 Euro Sachleistung (ambulant)
1995 Euro Tages- oder Nachtpflege
1774 Euro Kurzzeitpflege
1612 Euro Verhinderungspflege
(1351 Euro nahe Angehörige oder Haushaltsmitglieder)

Angehörige bei dem Termin dabei sind. Falls Sie sich unwohl fühlen, vor Ihrem Angehörigen mit Demenz zu sprechen, bitten Sie um einen separaten Termin oder ein Telefonat.

Während des Termins betrachtet der Gutachter die Fähigkeiten Ihres Angehörigen in sechs Bereichen: Mobilität, geistige und kommunikative Fähigkeiten, Verhaltensweisen und psychische Problemlagen, Selbstversorgung, Bewältigung von therapiebedingten Anforderungen, Gestaltung des Alltagslebens und soziale Kontakte. Für jeden Bereich

PFLEGEGRAD BEANTRAGEN

- Wenden Sie sich an die Pflegekasse Ihres Angehörigen, sie ist an die Krankenkasse angegliedert. Sie können den Antrag per Brief oder Mail formlos stellen. Datum nicht vergessen, die Kasse zahlt ab dem Stichtag des Antragseingangs. Sie können den Antrag auch telefonisch oder mündlich stellen.
- Die Pflegekasse schickt Ihnen ein Antragsformular. Füllen Sie dieses aus und schicken es, unterschrieben vom Versicherten oder Bevollmächtigten, zurück. Ein Pflegeexperte kann beim Ausfüllen helfen und die Fachausdrücke erläutern.
- Die Pflegekasse beauftragt einen Mitarbeiter des Medizinischen Dienstes mit der Prüfung. Dieser kommt ins Haus und befragt über Probleme, Einschränkungen und Hilfebedarf im Alltag. Bei privat Pflegeversicherten übernimmt das Gutachten der Dienstleister Medicproof. Auch Angehörige, Pflegeberater oder ein Berater der Alzheimer Gesellschaft können bei dem Termin anwesend sein.
- Das Gutachten geht automatisch an die Pflegekasse. Sie prüft die Unterlagen, entscheidet, ob Pflegebedürftigkeit vorliegt, und teilt den Pflegegrad ein. Fünf Wochen nach Eingang des Antrags muss der Bescheid spätestens vorliegen.
- Lehnt die Kasse den Pflegeantrag ab oder sind Sie unzufrieden mit der Einstufung, können Sie innerhalb von vier Wochen Widerspruch einlegen. Dieser muss schriftlich erfolgen. Am besten ziehen Sie einen Experten zurate, denn der Widerspruch muss begründet sein. Sie können zur genauen Begründung auch konkrete Situationen aus dem Alltag schildern.

werden Punkte verteilt und so der Pflegegrad ermittelt. Es gibt fünf Pflegegrade: von 1 bis 5, wobei Menschen mit Pflegegrad 1 geringe Beeinträchtigungen haben und Menschen mit Pflegegrad 5 schwerste Beeinträchtigungen und besondere Anforderungen an die pflegerische Unterstützung. Die Höhe der Leistungen der Pflegeversicherung hängt vom Pflegegrad ab (siehe Tabelle auf Seite 133). Ab Pflegegrad 2 können Sie und Ihr Angehöriger zwischen Pflegegeld (also einer monatlichen Zahlung zur freien Verfügung) und Pflegesachleistung (also einer zweckgebundenen Leistung für den Pflegedienst oder für eine freie Pflegefachkraft) wählen oder beides miteinander kombinieren. Zudem gibt es verschiedene Unterstützungs- und Entlastungsleistungen der Pflegeversicherung, die Sie nutzen können. Ein Überblick:

Tages- und Nachtpflege

In einer Tagespflegeeinrichtung kümmern sich Pflege- und Betreuungskräfte tagsüber um Menschen mit Demenz. Sie werden oft von Wohlfahrtsverbänden, Seniorenzentren oder Kliniken organisiert. Man verbringt den Tag gemeinsam und isst zusammen. Auch Gruppenaktivitäten und Einzeltherapien finden statt. Die Tagespflegen sind in der Regel montags bis freitags geöffnet, aber Sie können entscheiden, an wie vielen und welchen Tagen Ihr Angehöriger die Tagespflege besucht. Die Nachtpflege funktioniert wie die Tagespflege, nur

PRAXIS-TIPPS: GUT VORBEREITET FÜR DIE BEGUTACHTUNG

- Führen Sie vorab ein Tagebuch und notieren Sie jeden Handgriff, den Sie für den Pflegebedürftigen tun. Schreiben Sie scheinbar Selbstverständliches auf wie „Morgens am Waschbecken warte ich zehn Minuten, bis er fertig ist. Beim Haarekämmen wird ihm schnell schwindlig.“ Die Deutsche Alzheimer Gesellschaft bietet einen Selbsteinschätzungsbogen zur Vorbereitung auf die Begutachtung.
- Legen Sie wichtige Dokumente bereit: aktuelle Berichte von Ärzten, eventuell Entlassbericht der Klinik oder Reha-Einrichtung, Medikamentenplan, Pflege-Dokumentation (falls ein Pflegedienst genutzt wird), Schwerbehindertenausweis
- Liste der benötigten Hilfsmittel (Hörgerät, Inkontinenzvorlagen).
- Nehmen Sie sich Zeit für den Termin und bitten Sie einen Angehörigen und einen Pflegeberater dazu.
- Stellen Sie den Pflegealltag realistisch dar und zeigen Sie ehrlich die Schwierigkeiten auf. Das ist wichtig, da nur dann der Bedarf richtig eingeschätzt werden kann.

nachts. Angeboten wird die Nachtpflege von spezialisierten Pflegeheimen oder Institutionen. Allen Personen ab Pflegegrad 2 steht ein bestimmter monatlicher Geldbetrag für die Tages- und Nachtpflege zur Verfügung. Die Höhe richtet sich nach dem Pflegegrad (siehe Tabelle auf Seite 133). Ihre Kosten für die Tages- und Nachtpflege hängen davon ab, wie häufig das Angebot genutzt wird und ob zusätzliche Kosten (Fahrdienst, Verpflegung) hinzukommen. Lassen Sie sich vorab die Kosten aufschlüsseln.

Ambulanter Pflegedienst/Pflegefachkräfte

Wenn Sie zu Hause pflegen, können Fachkräfte zur täglichen Unterstützung zu Ihnen kommen. Sie können verschiedene Aufgaben übernehmen, von der Körperpflege über Hilfe im Haushalt bis zu medizinisch notwendigen Tätigkeiten wie Medikamente geben und Kompressionsstrümpfe anziehen. Die Kosten hängen davon ab, wie häufig der Pflegedienst kommt und welche Aufgaben er übernimmt. Die Pflegeversicherung stellt einen Maximalbetrag zur Verfügung (siehe Tabelle auf Seite 133). Lassen Sie sich einen detaillierten Kostenvoranschlag geben.

Kurzzeitiger Aufenthalt im Pflegeheim

Wenn Sie eine Entlastung über mehrere Tage oder Wochen benötigen, weil Sie sich nicht um Ihren Angehörigen kümmern können, gibt es die Möglichkeit der Kurzzeitpflege. Ihr Angehöriger zieht dabei für einen kurzen Zeitraum in ein Pflegeheim und wird dort betreut. Ab Pflegegrad 2 gilt ein Anspruch auf Kurzzeitpflege, bis maximal acht Wochen. Allerdings ist der Zuschuss der Pflegeversicherung auf 1774 Euro pro Jahr begrenzt und auf die Pflegekosten beschränkt.

AUS DEM LEBEN

KLEINE AUSZEITEN DANK DER TAGESPFLEGE

Walter kümmert sich um seine Frau Rita, die mit einer Alzheimer-Diagnose lebt. Sie hat einen großen Bewegungsdrang, kann sich aber nicht mehr gut mitteilen. Früher war sie diejenige, die den Alltag bestimmt hat. Nun liegt es an Walter, den Tag zu strukturieren und zu gestalten. Er macht dies gern, aber empfindet es als Last, rund um die Uhr verantwortlich zu sein. Egal, was er macht, er ist immer mit einem Auge bei seiner Frau. Früher war Walters Leidenschaft seine kleine Werkstatt. Er hat dort schon lange nicht mehr gewerkelt, weil er dazu keine Ruhe im Alltag findet. „Wie wäre es mit einer Tagespflege für Ihre Frau?", fragte ihn die Pflegeberaterin und gab ihm mehrere Adressen für Tagespflegeeinrichtungen vor Ort. Walter war sich zunächst unsicher, ob seine Frau dorthin gehen möchte. Auf keinen Fall möchte er, dass sie das Gefühl hat, er würde sie abschieben oder loswerden wollen. Auch Ritas Arzt empfiehlt ihm die Tagespflege. Walter geht mit Rita zu einem Informationsgespräch. Die Leiterin führt sie durch die Räume und stellt ihnen die Gruppe vor. Walter merkt, dass Rita sich dort wohlfühlt. Er meldet sie für zwei Tage pro Woche an. In den Stunden ohne seine Frau kümmert er sich um Einkäufe und organisatorische Wege. Aber er nutzt die Zeit auch und geht endlich mal wieder in seine Werkstatt. Ganz versunken baut er ein Schlüsselbrett. Er genießt es, für ein paar Stunden für sich zu sein und keine Verantwortung zu tragen.

Die Kosten für Unterbringung und Verpflegung müssen selbst bezahlt werden. Sie können aber über den Entlastungsbetrag finanziert werden. Für eine vorübergehende Betreuung im Pflegeheim können Sie die Verhinderungspflege einsetzen. Falls diese Leistungen nicht verwendet wurden, kann das Geld komplett auf die Kurzzeitpflege übertragen werden. Dann steht ein Betrag von bis zu 3386 Euro zur Verfügung.

Die Verhinderungspflege

Wenn der pflegende Angehörige ausfällt, etwa durch Krankheit oder Urlaub, und eine andere Person die Aufgaben übernimmt, können Sie die Verhinderungspflege nutzen. Voraussetzung ist, dass der Pflegebedürftige mindestens sechs Monate gepflegt wurde. Die Verhinderungspflege kann flexibel angewendet werden: von einem Pflegedienst, Ehrenamtlichen oder Angehörigen – und zwar für mehrere Wochen (maximal sechs Wochen) oder stundenweise. Alle ab Pflegegrad 2 haben Anspruch auf bis zu sechs Wochen Verhinderungspflege pro Jahr. Der Betrag ist jedoch auf 1612 Euro begrenzt. Ist das Geld für die Kurzzeitpflege nicht verbraucht, kann das Verhinderungspflege-Budget auf bis zu 2418 Euro aufgestockt werden. Wer stundenweise Verhinderungspflege nutzt, erhält weiter das volle Pflegegeld. Dauert die Betreuung länger als einen Tag, wird das Pflegegeld um 50 Prozent gekürzt. Wann und für wie lange die Ersatzperson da war und wie viel sie verdient hat, muss anhand von Belegen (Rechnung, Unterschrift) nachgewiesen werden.

Weitere Unterstützungsmöglichkeiten

Unabhängig vom Pflegegrad hat jeder Pflegebedürftige Anspruch auf 125 Euro Entlastungsbetrag pro Monat. Dieses Geld wird nicht bar ausgezahlt, kann aber variabel eingesetzt werden, etwa für die Tages- und Nachtpflege, Kurzzeitpflege, Pflegedienste, aber auch für Ehrenamtliche und Haushaltshilfen. Dies ist je nach Bundesland verschieden geregelt. Der Betrag kann angesammelt und bis zum 30. Juni des Folgejahres ausgegeben werden. Unterstützungsmöglichkeiten sind auch Betreuungsgruppen für Menschen mit Demenz und Angehörigengruppen. Sie werden häufig von regionalen Alzheimer Gesellschaften und Wohlfahrtsverbänden angeboten und von Fachkräften oder erfahrenen Angehörigen geleitet. Für die Teilnahme wird meist eine geringe Gebühr

DER RICHTIGE PFLEGEDIENST – WORAUF SIE ACHTEN SOLLTEN

- Erkundigen Sie sich beim Hausarzt, der Pflegeberatung, dem Pflegestützpunkt oder bei Bekannten nach ambulanten Pflegediensten. Oft lohnt sich der Vergleich von mehreren Anbietern. Auf folgende Punkte können Sie bei der Auswahl achten:
- Der Pflegedienst bietet alle Leistungen an, die Sie aktuell oder voraussichtlich benötigen.
- Er informiert über die Kosten und listet verständlich auf, wie die Leistungen vergütet werden. Er klärt darüber auf, bevor Sie den Vertrag schließen. Vereinbarungen können angepasst werden, wenn sich der Bedarf ändert.
- Der Pflegedienst berücksichtigt individuelle Vorlieben und Gewohnheiten des Pflegebedürftigen, etwa gewohnte Aufstehzeiten oder Routinen beim Waschen.
- Die Pflegekräfte beraten Sie bei Fragen rund um Pflege.
- Die Mitarbeiter sind ausgebildete Fachkräfte. Sie können mit Menschen mit Demenz umgehen.
- Ein fester Stamm von Mitarbeitern (maximal drei bis vier Personen) kommt ins Haus – zu relativ fest vereinbarten Zeiten.
- Sie haben ein gutes Bauchgefühl. Die Mitarbeiter wirken freundlich und haben einen „guten Draht“ zum Pflegebedürftigen. Sie können offen kommunizieren.
- Der ambulante Dienst bietet einen 24-Stunden-Bereitschaftsdienst und kann schnell reagieren.

berechnet. Sind die Gruppen als „Angebot zur Unterstützung im Alltag“ anerkannt, kann dies über den Entlastungsbetrag abgerechnet werden.

Pflegende Angehörige können Entlastungsleistungen wie eine Kur oder Reha-Maßnahme nutzen. Damit soll vorgebeugt werden, dass sich Belastungen durch die Pflege negativ auf die Gesundheit auswirken. Eine Kur wird von der Krankenkasse gezahlt, eine Reha-Maßnahme von der Rentenversicherung. Beides muss ärztlich verordnet werden. Schildern Sie dem Hausarzt Ihre Lebenssituation und Ihre Beschwerden, damit er eine Bescheinigung ausstellen kann.

Vereinbarkeit von Pflege und Beruf

Viele Pflegepersonen von Menschen mit Demenz müssen die Betreuung und Pflege mit der eigenen Berufstätigkeit vereinbaren. Dies kann stark belasten und dazu führen, dass man glaubt, keiner Rolle wirklich zu genügen. Um Pflege und Beruf zu vereinbaren, ist es hilfreich, eine individuell angepasste Lösung zu finden. Am besten beginnen Sie damit frühzeitig. Niemand kann vorhersagen, wie genau die Demenz verläuft, aber der Betreuungs- und Pflegebedarf wird zunehmend mehr Zeit in Anspruch nehmen.

Zum einen sollten Sie sich über Ihre Rolle in Bezug auf die Pflege bewusst werden (siehe auch Kapitel 2) und überlegen, welche Aufgaben Sie künftig übernehmen oder abgeben möchten. Ihr eigenes Pflegenetzwerk sowie Unterstützungsleistungen können Ihnen dabei helfen, berufstätig zu bleiben, beispielsweise die Tagespflege. Werden Sie sich auch über Ihre Rolle und Ihre Erwartungen an den Beruf klar. Die Berufstätigkeit ist nicht nur aus finanziellen Gründen wichtig, sondern häufig auch ein Ausgleich zur Pflegesituation, und kann bereichern. In vielen Fällen ist es hilfreich, den Arbeitgeber über die Pflegesituation zu informieren.

Häufig wissen die Personalverantwortlichen nicht, welche Mitarbeiter welchen Bedarf haben und wie sie helfen können. Überlegen Sie sich vor dem Gespräch, welche Maßnahmen Ihnen helfen würden. Viele Berufstätige erleichtert es, wenn sie Arbeitszeit und -platz flexibler gestalten können. Mittlerweile bieten immer mehr Arbeitgeber Beratung für pflegende Angehörige.

Auch in diesem Kontext gilt: Suchen Sie sich Gleichgesinnte und tauschen sich aus. Gibt es Vorbilder oder Menschen im Unternehmen, die ähnliche Erfahrungen gemacht haben? Sie können sicher gute Tipps zur Vereinbarkeit geben und sagen, welche Stolpersteine auf dem Weg liegen können.

Arbeitnehmer können nach dem Pflegezeitgesetz bestimmte Leistungen in Anspruch nehmen. Das Gesetz gilt nicht für Beamte und Selbstständige. Diese Leistungen gibt es:

Kurzzeitige Arbeitszeitverhinderung

Angestellte haben das Recht, der Arbeit bis zu zehn Tage fernzubleiben, wenn sie die Pflege für einen nahen Angehörigen organisieren müssen, weil eine Pflegebedürftigkeit akut eintritt oder sich die Pflegesituation plötzlich verändert. Es muss noch kein Pflegegrad festgestellt worden sein, allerdings sollte eine Pflegebedürftigkeit vorliegen. Der Arbeitgeber kann eine ärztliche Bescheinigung verlangen.

Pflegeunterstützungsgeld

Während der kurzzeitigen Arbeitszeitverhinderung erhalten Arbeitnehmer keinen Lohn. Sie können aber eine Ersatzleistung – das Pflegeunterstützungsgeld – erhalten. Es beträgt in der Regel 90 Prozent des Nettolohnes, jedoch höchstens 112,88 Euro pro Tag. Das Pflegeunterstützungsgeld ist auf maximal zehn Arbeitstage begrenzt und wird pro pflegebedürftiger Person nur einmal gezahlt. Die Leistung wird bei der Pflegeversicherung des Pflegebedürftigen beantragt.

Pflegezeit

Wenn die Pflege zu Hause über längere Zeit notwendig ist, können Beschäftigte Pflegezeit nutzen und sich für bis zu sechs Monate freistellen lassen. Während dieser Zeit erhalten sie keinen Lohn, können jedoch ein zinsloses Darlehen beim Bundesamt für Familie und zivilgesellschaftliche Aufgaben beantragen. Ein Rechtsanspruch auf Pflegezeit besteht in Unternehmen mit mehr als 15 Beschäftigten. Es ist auch eine teilweise Freistellung möglich, sofern der Arbeitgeber zustimmt. Eine schriftliche Vereinbarung über die Verringerung und Verteilung der Arbeitszeit ist notwendig.

Familienpflegezeit

Eine andere Option, um sich länger um einen nahen Angehörigen im häuslichen Umfeld zu kümmern, ist die Familienpflegezeit. Beschäftigte können ihre Arbeit bis zu 24 Monate reduzieren. Die Mindestarbeitszeit beträgt dabei 15 Stunden pro Woche. Ein Rechtsanspruch besteht, wenn der Arbeitgeber mehr als 25 Beschäftigte hat. Während der Familienpflegezeit wird das Einkommen halb so stark gekürzt wie die Arbeitszeit. Wenn eine Angestellte etwa ihre Arbeitszeit um 50 Prozent reduziert, verringert sich das Einkommen auf 75 Prozent. Nach der Pflegephase arbeitet sie wieder Vollzeit und erhält so lange 75 Prozent, bis der Betrag ausgeglichen ist. Familienpflegezeit kann nur einmal für eine pflegebedürftige Person genommen werden. Pflegende Angehörige können die Pflegezeit und Familienpflegezeit miteinander

AUS DEM LEBEN

PFLEGE AUS DER FERNE

Klaus lebt 500 Kilometer entfernt von seinen Eltern. Der Vater hat vor sieben Jahren die Diagnose Alzheimer-Demenz bekommen. Bislang hat die Mutter sich um die Betreuung und Pflege allein gekümmert. Klaus möchte seine Mutter künftig dabei unterstützen. Er sucht Rat bei einer Kollegin, die über lange Zeit ihre pflegebedürftige Schwester begleitet hat, und bekommt Tipps zur Vereinbarkeit von Beruf und Pflege. Klaus wendet sich an seinen Chef und beantragt eine Woche pro Monat Homeoffice. In dieser Zeit arbeitet er bei seinen Eltern. Er beantragt ein Jahr Familienpflegezeit und reduziert seine Stunden auf 50 Prozent. Für einzelne Besprechungen ist er weiter bei seinem Arbeitgeber vor Ort, sonst arbeitet er im Homeoffice. Eines Tages stürzt der Vater schwer und muss ins Krankenhaus. Es ist klar, dass er nicht mehr zu Hause wohnen kann. Die Mutter von Klaus beschließt, dass sie mit ihrem Mann in ein Pflegeheim ziehen möchte. Klaus nimmt eine zehntägige Arbeitszeitverhinderung, um den Umzug in ein Pflegeheim in seinem Wohnort zu organisieren.

kombinieren (erst Familienpflege, dann Pflegezeit). Allerdings darf die Gesamtdauer der Freistellung maximal 24 Monate betragen. Nahe Angehörige können die Leistungen parallel oder nacheinander nutzen.

Gesetz über Teilzeitarbeit

Viele pflegende Angehörige wünschen sich eine Reduzierung der Arbeitszeit. Arbeitnehmer können das Recht auf Teilzeitarbeit nutzen, wenn es in ihrem Unternehmen mehr als 15 Mitarbeitende gibt und sie länger als sechs Monate angestellt sind. Die Teilzeit muss mindestens drei Monate vorher angekündigt werden. Es gibt eine Vielzahl an Teilzeitmöglichkeiten, von klassischer Stundenreduzierung, Job-Sharing über Teilzeit für Teams bis zu unbezahlten Freistellungen.

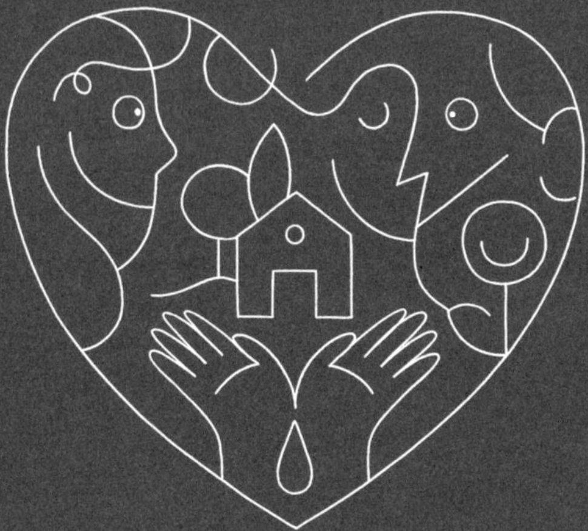

5

Hilfreiche Adressen und weitere Informationen

SERVICE

Ansprechpartner zum Thema Demenz

Deutsche Alzheimer Gesellschaft e.V. Selbsthilfe Demenz

Informationen zu Themen rund um Demenz, Schulungen, Angehörigen- und Betreuungsgruppen, Beratung per Telefon und E-Mail

Friedrichstraße 236 · 10969 Berlin · Telefon: 030 / 25937950 · Beratung am Alzheimer-Telefon: 030 / 259 37 95 14 (Mo. bis Do. 9–16 Uhr, Freitag 9–15 Uhr)
E-Mail: info@deutsche-alzheimer.de · Internet: www.deutsche-alzheimer.de

Wegweiser Demenz

Portal des Bundesministeriums für Familie, Senioren, Frauen und Jugend mit Informationen und Erfahrungsberichten. Adressdatenbank mit Unterstützungsangeboten zu Demenz und Pflege

Glinkastraße 24 · 10117 Berlin · Servicetelefon: 030 / 20179130
E-Mail: info@bmfsfjservice.bund.de · Internet: www.wegweiser-demenz.de

Deutsche Gesellschaft für Gerontopsychiatrie und -psychotherapie e.V. (DGGPP)

Übersicht über Gedächtnissprechstunden, Gerontopsychiatrische Zentren und Tageskliniken in Deutschland

Postfach 1366 · 51657 Wiehl · Telefon: 02262 / 797683
E-Mail: gs@dggpp.de · Internet: www.dggpp.de

Alzheimer Forschung Initiative e.V.

Gemeinnütziger Verein, der sich für Alzheimer-Forschung einsetzt. Informationsportal und Broschüren zu Themen rund um Alzheimer

Kreuzstraße 34 · 40210 Düsseldorf · Telefon: 0800 / 2004001 und 0211 / 8620660
E-Mail: info@alzheimer-forschung.de · Internet: www.alzheimer-forschung.de

Desideria Care e.V.

Schulungen und Coaching für Angehörige, Gruppen für Angehörige und speziell für junge Pflegende (15-26 Jahre)

Lessingstraße 5 · 80336 München · Telefon: 089 / 59997433

E-Mail: info@desideriacare.de · Internet: www.desideriacare.de

EmpowerMenz

Deutschsprachiges Netzwerk unterstützter Selbsthilfegruppen für Menschen mit Vergesslichkeit

Peter Wißmann · Reichenauerstraße 97b · 6020 Innsbruck, Österreich

Telefon: 0173 / 2375339 · E-Mail: info@empowermenz.com

Internet: www.empowermenz.com

Ansprechpartner zum Thema Pflegen

Pflegelotse

Informationsportal des Verbands der Ersatzkassen (vdek) mit bundesweiter Datenbank zu Pflegeberatungen, ambulanten und stationären Pflegeeinrichtungen und Tagesstätten

Askanischer Platz 1 · 10963 Berlin · Telefon: 030 / 269310

E-Mail: info@vdek.com · Internet: www.pflegelotse.de

Stiftung „Zentrum für Qualität in der Pflege"

Übersicht über alle Pflegestützpunkte und Pflegeberatungsstellen in Deutschland

Reinhardtstr. 45 · 10117 Berlin · Telefon: 030 / 99405620

E-Mail: info@zqp.de · Internet: www.zqp.de

Wege zur Pflege

Informationsportal des Bundesministeriums für Familie, Senioren, Frauen und Jugend zu Unterstützungsleistungen für pflegende Angehörige sowie einem Online-Familienpflegezeit-Rechner

Glinkastraße 24 · 10117 Berlin · Beratung am Pflegetelefon: 030/ 20179131 (montags bis donnerstags zwischen 9.00 Uhr und 18.00 Uhr)
E-Mail: info@wege-zur-pflege.de · Internet: www.wege-zur-pflege.de

Online-Ratgeber Pflege

Wissensportal des Bundesgesundheitsministeriums zu Leistungen der Pflegeversicherung sowie ein Online-Ratgeber zu Demenz

Friedrichstraße 108 · 10117 Berlin
Beratung zur Pflegeversicherung: 030 / 340606602
(montags bis donnerstags 8.00 bis 18.00 Uhr, freitags von 8.00 bis 12.00 Uhr)
E-Mail: poststelle@bmg.bund.de · Internet: www.bundesgesundheitsministerium.de/themen/pflege/online-ratgeber-pflege.html

Bundesministerium der Justiz

Website des Bundesministeriums der Justiz mit Broschüren und Vorlagen zu Betreuungsverfügung, Vorsorgevollmacht, Testament, Patientenverfügung

Mohrenstraße 37 · 10117 Berlin · Telefon: 030 / 185800
E-Mail: poststelle@bmj.bund.de · Internet: www.bmj.de/DE/Themen/VorsorgeUndPatientenrechte/VorsorgeUndPatientenrechte_node.html

Ansprechpartner zum Thema Wohnen

Barrierefrei leben e.V.

Infos für pflegebedürftige Menschen und Angehörige zur Verbesserung der Wohnsituation durch Hilfsmittel und Umbau sowie deutschlandweite Online-Wohnberatung

Alsterdorfer Markt 7 · 22297 Hamburg · Telefon: 040 / 2999560
E-Mail: info@online-wohn-beratung.de
Internet: www.online-wohn-beratung.de

Bundesarbeitsgemeinschaft Wohnungsanpassung e.V.

Wohnberater und Wohnberatungsstellen informieren über Möglichkeiten des Umbaus. Auflistung regionaler Beratungsstellen

Mühlenstraße 48 · 13187 Berlin · Tel. 030 / 47474700 (mittwochs, 11 bis 15 Uhr)
E-Mail: info@wohnungsanpassung-bag.de
Internet: www.wohnungsanpassung-bag.de

Bundesfachstelle Barrierefreiheit

Zentrale Anlaufstelle mit Erstberatungen zum Thema Barrierefreiheit und Netzwerk für entsprechende Projekte

Wilhelmstraße 139 · 10963 Berlin · Telefon: 030 / 25936780
E-Mail: bundesfachstelle-barrierefreiheit@kbs.de
Internet: www.bundesfachstelle-barrierefreiheit.de

Projekt „Musterwohnung nicht nur für Menschen mit Demenz“

Musterwohnung mit Informationen für das Wohnen mit Demenz. Führungen, Vorträge, virtuelle Rundgänge

Kompetenzzentrum Demenz in Schleswig-Holstein
c/o Alzheimer Gesellschaft SH e.V. – Selbsthilfe Demenz / Landesverband
Hans-Böckler-Ring 23c · 22851 Norderstedt · Telefon: 040 / 23830440
E-Mail: info@demenz-sh.de · Internet: www.demenz-musterwohnung.de

Sachregister

L/M/N

O/P

R/S/T

U/V/W

Impressum

Apotheken Umschau:

Demenz |
Verstehen und achtsam begleiten

ISBN 978-3-927216-78-5
PZN: 18250536

3. Auflage 2024
Wort & Bild Verlag
Konradshöhe GmbH & Co. KG
Konradshöhe 1, 82065 Baierbrunn
Handelsregister: Amtsgericht München
HRA 44980 / USt-ID-Nr. DE 130750628

Geschäftsführer:
Andreas Arntzen (Vorsitzender),
Dr. Dennis Ballwieser, Malte von Trotha
Chefredaktion: Dr. Dennis Ballwieser,
Julia Rotherbl

Projekt- und Redaktionsleitung:
Beatrice Sobeck (Isartal Health Media
GmbH & Co. KG; IHM)
Autorin: Peggy Elfmann
Lektorat: Elke Schurr (IHM)
Fachwissenschaftliche Redaktion:
Dr. Roland Mühlbauer
Art Direction und Editorial Design:
Dominik Schwarz (IHM)
Layout & Satz: Anna Schlecker
Kreation und Bildredaktion:
Dana Römhild-Fries (IHM),
Stephanie Wiegand (IHM)
Schlussredaktion:
Schlussredaktion.de GmbH
Bildbearbeitung: Olaf Schnee
Produktion: Angelika Emmert

Druck: Grafisches Centrum Cuno GmbH
& Co. KG, Gewerbering West 27, 39240
Calbe (Saale)
– gedruckt im Ultra HD Print®

FSC www.fsc.org MIX Papier | Fördert gute Waldnutzung FSC® C043106

Druckprodukt mit finanziellem Klimabeitrag
ClimatePartner.com/13493-2410-1036

Vertrieb:
Edel Verlagsgruppe GmbH
Neumühlen 17
22763 Hamburg
Germany

Hinweis: Die Ratschläge in diesem Buch wurden sorgfältig erarbeitet und geprüft. Erkrankungen gehören in ärztliche Behandlung. Das Buch kann daher keinen ärztlichen Rat ersetzen.

Bildnachweise:
Illustrationen Umschlag und Innenteil:
Dirk Schmidt
S. 5 Porträt privat